世紀人物100

本草藥王

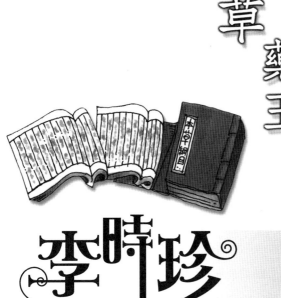

李時珍

陳佩萱　著

三民書局

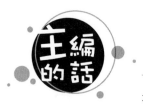

獻給孩子們的禮物

主編的話

　　世界上最幸福的孩子，是他們一出生就有機會接近故事書，想想看，那些書中的人物，不論古今中外都來到了眼前，與他們相識，不僅分享了各個人物生活中的點滴，孩子們的想像力也隨著書中的故事情節飛翔。

　　不論世界如何演變，科技如何發達，孩子一世幸福的起源，仍然來自於父母的影響，如果每一個孩子都能從小在父母親的懷抱中，傾聽故事，共享閱讀之樂，長大後養成了閱讀習慣，這將是一生中享用不盡的財富。

　　三民書局的劉振強董事長，想必也是一位深信讀書是人生最大財富的人，在讀書人口往下滑落的多元化時代，他仍然堅信讀書的重要，近年來，更不計成本，連續出版了特別為孩子們策劃的兒童文學叢書，從「文學家」、「藝術家」、「音樂家」、「影響世界的人」系列到「童話小天地」、「第一次」系列，至今已出版了近百本，這僅是由筆者主編出版的部分叢書而已，若包括其他兒童詩集及套書，三民書局已出版不下千百種的兒童讀物。

　　劉董事長也時常感念著，在他困苦貧窮的青少年時期，是書使他堅強向上，在社會普遍困苦，而生活簡陋的年代，也是書成了他最好的良伴，他希望在他的有生之年，分享這份資產，讓下一代可以充分使用，讓親子共讀的親情，源遠流長。

　　「世紀人物 100」系列早就在他的關切中構思著，希望能出版

孩子們喜歡而且一生難忘的好書。近年來筆者放下一切寫作，接下這份主編重任，並結合海內外有心兒童文學的作者共同為下一代效力，正是感動於劉董事長致力文化大業的真誠之心，更欣喜許多志同道合的朋友，能與我一起為孩子們寫書。

「世紀人物100」系列規劃出版一百位人物故事，中外各占五十人，包括了在歷史上有關文學、藝術、人文、政治與科學等各行各業有貢獻的人物故事，邀請國內外兒童文學領域專業的學者、作家同心協力編寫，費時多年，分梯次出版。在越來越多元化的世界中，每個人都有各自的才華與潛力，每個朝代也都有其可歌可泣的故事，但是在故事背後所具有的一個共同點，就是每個傳主在困苦中不屈不撓，令人難忘的經歷，這些經歷經由各作者用心博覽有關資料，再三推敲求證，再以文學之筆，寫出了有趣而感人的故事。

西諺有云：「世界因有各式各樣不同的人群，才更加多采多姿。」這套書就是以「人」的故事為主旨，不刻意美化傳主，以每一位傳主的生活經歷為主軸，深入描寫他們成長的環境、家庭教育與童年生活，深入探索是什麼因素造成了他們與眾不同？是什麼力量驅動了他們鍥而不捨的毅力？以日常生活中的小故事，來描繪出這些人物，為什麼能使夢想成真。為了引起小讀者的興趣，特別著重在各傳主的童年生活描述，希望能引起共鳴。尤其在閱讀這些作品時，能於心領神會中得到靈感。

和一般從外文翻譯出來的偉人傳記所不同的是，此套書的特色是，由熟悉兒童文學又關心教育的作者用心收集資料，用有趣的故

事，融入知識，並以文學之筆，深入淺出寫出適合小朋友與大朋友閱讀的人物傳記。在探討每位人物的內在心理因素之餘，也希望讀者從閱讀中，能激勵出個人內在的潛力和夢想。我相信每個孩子在年少時都會發呆做夢，在他們發呆和做夢的同時，書是他們最私密的好友，在閱讀中，沒有批判和譏諷，卻可隨書中的主人翁，海闊天空一起遨遊，或狂想或計畫，而成為心靈知交，不僅留下年少時，從閱讀中得到的神交良伴（一個回憶），如果能兩代共讀，讀後一起討論，綿綿相傳，留下共同回憶，何嘗不是一幅幸福的親子圖？

2006 年，我們升格成為祖字輩，有一位朋友提了滿滿兩袋的童書相送，一袋給新科父母，一袋給我們。老友是美國國家科學院院士，曾擔任過全美閱讀評估諮議委員，也是一位慈愛的好爺爺，深信閱讀對人生的重要。他很感性的說：「不要以為娃娃聽不懂故事，我的孫兒們一出生就聽我們唸故事書，長大後不僅愛讀書而且想像力豐富，尤其是文字表達能力特別強。」我完全同意，並欣然接受那兩袋最珍貴的禮物。

因為我們同樣都是愛讀書、也深得讀書之樂的人。

謹以此套「世紀人物 100」叢書送給所有愛讀書的孩子和家庭，以及我們的孫兒——石開文，他們都是世界上最幸福的孩子，因為從小有書為伴，與愛同行。

「《本草綱目》記載，羊乳甘溫無毒、補寒冷虛乏……」

小朋友，以上這段話是不是覺得很熟悉呢？相信腦筋靈活的小朋友一定能立刻想起來，開心的大叫：「這是電視上的一則羊乳廣告！」

沒錯，這的確是一則電視羊乳廣告裡的用詞。其實小朋友只要多留意，必會發現許多廠商為了宣傳他們的食品、藥物，都會強調他們的食品、藥物所含的成分，在《本草綱目》裡記載了哪些功效，以作為品質的保證。但是，小朋友們是否曾想過：「《本草綱目》是本什麼樣的書？為什麼大家對它上面的記載那麼信任呢？」

相信知識淵博的小朋友一定知道，《本草綱目》是一部史無前例的醫學經典之作，因為它總結了 16 世紀以前的藥物學，收載了一千八百九十二種藥物、一千一百多幅藥物圖譜和一萬多個處方，綜合了植物學、動物學、礦物學、解剖學、生理學、人類學等許多領域的科學知識。因此，19 世紀英國著名的生物學家達爾文在《人類的由來》一書中，稱它是「中國古代的百科全書」。甚至於在醫學發達的今天，《本草綱目》仍然是每位中醫師必讀的寶典。

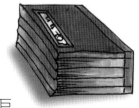

小朋友們一定非常好奇，是誰有那麼大的本事，寫出《本草綱目》這部曠世的醫藥巨

著呢？他，就是中國古代科學家中，影響遍及世界的第一人──李時珍。

李時珍是四百年前，明朝的一位醫生。他從小體弱多病，因為有了切身之痛，所以發誓要做一個為人們解除病痛的好醫生。後來，他不但實踐了這個願望，還細心的發現歷代流傳的藥物學著作《神農本草經》、《本草經集注》、《唐本草》、《蜀本草》等「本草」（古代藥物學別稱）裡有許多錯誤、遺漏的地方，他認為如果對藥物的解釋混亂和分類失宜，很容易把醫師帶到錯誤的道路上去，所以在家人、徒弟的全力支持協助下，以他畢生實驗觀察的臨床經驗，花了二十七年的時間（從青壯年的三十四歲到白髮蒼蒼的六十一歲），走了上萬里的路，訪問了上千萬個人，參看了將近一千種著作，歷經千辛萬苦，寫出了《本草綱目》這部一百九十多萬字的醫藥名著。

《本草綱目》不只為後世中國人作為習醫或治病的參考，更流傳到國外，受到世界上許多科學家的重視和研究，甚至影響了達爾文「進化論」的產生。因為從西元 1596 年（明萬曆二十四年），《本草綱目》出版後，不久就傳到國外，相繼被翻譯成英文、法文、日文、德文、俄文、韓文和拉丁文等；因為它有系統的總結了 16 世紀以前中國醫藥學的豐富經驗，所以被各國稱為「東方醫學巨典」，同時，它也是世界性藥物學的經典大作。因此，在今日許多國家的博物館裡，都懸掛著李時珍的畫像，可見後人對他的緬懷之情。

李時珍的可敬之處，除了他的勤學與實事求是的精神外，令人感動的是，他為了將《本草綱目》流傳後世，為醫藥工作者提供方便，造福人民，使後代子孫得以免除病痛，健康延年，不惜以六十多歲的高齡，抱病奔走於黃州、武昌、金陵等地，四處求人刊行。經過了十二年，才找到金陵出版商胡承龍願意花巨資刊印《本草綱目》，那時李時珍已經七十三歲了。

李時珍是七十六歲過世的，他生前是否有親眼見到《本草綱目》初版問世，完成了最後的心願呢？

請小朋友翻到下一頁，用心的看完這個故事，就能得到答案了。

寫書的人

陳佩萱

住在風光明媚、空氣新鮮又多雨的宜蘭。喜歡看書，一年至少要看三百多本書以上；更喜歡寫作，希望能寫出更多、更棒的作品，與更多的讀者分享。曾獲 90 年「文建會兒歌一百徵文」優等、90 年「柔蘭兒童文學獎」台語兒歌佳作、89 年「第十四屆台灣省兒童文學創作獎」入選、87 年「第十一屆台灣省兒童文學創作獎」優等；著有《吃醋大丈夫》、《阿歡》、《愛的密碼》、《胖鶴丹丹出奇招》、《誰是模範生？》等。

本草藥王 李時珍

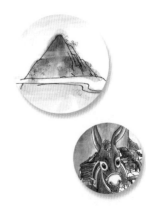

李時珍

1518～1593

1 出生在行醫之家

位在湖廣的蘄州，是個有山有水、風景秀麗的地方，自古以來，便是長江流域一帶有名的藥草產地。

在蘄州的一個叫瓦硝壩的小村子裡，住著一個叫李言聞的大夫，他因醫德好、醫術精，而成為蘄州當地的名醫。

蘄州有個雨湖，在湖的西邊有個小山丘，因為地形像烏龜的背，加上上面有一種本地叫「貓爾刺」的灌木覆蓋遍地，所以風水先生便以形取名為「荷葉蓋金龜」。這天，站在這片小山丘上的李言聞，卻無心觀賞這美麗的湖光山色，因為他正在這裡安葬他的父親。

他的父親雖然是一個沒沒無聞、搖鈴闖江湖的治病郎中，卻

很有醫德。如果沒有父親的啟蒙與教導，他李言聞也不可能學會醫術，更不可能成為蘄州當地的名醫。一想起父親的好，李言聞更是淚流滿面。

當棺木下土、碑石立定後，李言聞傷心的哭祭一番，才踏著沉重的腳步歸去。途中，遇見前不久被他治好腳痛的王大叔。

王大叔一看到他，立刻安慰他說：「李大夫，請節哀順變。」

「謝謝王大叔的關心。你的腳還好吧？」

「不礙事了。」王大叔有感而發接著說：「李大夫，幸虧咱們蘄州有你和你爹這麼好心又醫術高明的大夫在，不然我們這些窮苦人家生病，又沒錢醫，真的只有等死了。」

「快別這麼說！行醫救人本來就是我們當大夫的職責。」

因為有父親的教誨，所以李

言聞雖然是名醫，但他的診療費用收得並不高，對一些窮困的病人，他又常不取分文，甚至還自己貼錢買藥材送給病患，所以一些窮困人家對他心懷感激。

「李大夫，你真是我們的活菩薩……」王大叔的話尚未說完，就被一陣喝斥聲給打斷。

「讓開！讓開！」

他們還沒搞清楚狀況，就被一個家丁粗魯的推到路邊，然後見四個壯丁抬著一頂豪華的轎子從他們面前經過。那個家丁要跟上去前，還回頭惡狠狠的對他們說：「你們這兩個臭郎中和窮種田的，下次遠遠見到我們錢老爺的轎子，就趕緊自動閃到一邊去，別觸我們的霉頭。」

「錢老爺？李大夫，你不是前不久才醫過他的病嗎？」王大叔問。

李言聞還沒答話，家丁倒是

認出他來了，只是不在意的說：
「那又怎樣？醫術再高，還不就是個江湖郎中罷了。」

一說完，那家丁便趾高氣昂的走了。

王大叔氣不過的說：「李大夫，以後他們有病，都別幫他們醫治！」

「王大叔，在這個社會上，郎中的地位本來就低，常讓人看不起也是稀鬆平常的事，我雖然難過，卻不得不習慣，只是希望我的孩子能勤奮讀書，將來考取功名，好光耀我們李家的門楣。」*

王大叔當然了解李言聞心中

放大鏡

*明代盛行八股取士，也就是說，參加朝廷所辦的科舉考試，八股文寫得好的人，比較有機會考上而當官，所以很多讀書人為了能考上進士，每天除了抱著書本猛唸、勤練八股文外，什麼都不會，卻仍能得到社會大眾的尊重。相較之下，懸壺濟世的醫生社會地位就很低，幾乎被列在所有職業排行榜的倒數幾名，藥學也被當成是雕蟲小技，所以常常受到輕視。

的感慨，因為他也知道，在大明朝的封建社會裡，因讀書人有學問，且將來可能會考取功名做大官，所以手無縛雞之力，整天只會唸書、作詩、吟對的讀書人，卻是社會裡地位最高、最被尊重的，而農人、工人、商人這些認真工作、為大眾提供食物或服務的人，地位卻一個比一個低。至於救命治病的郎中，社會地位就更低了，難怪已是蘄州名醫的李言聞也要如此感嘆。

　　過沒多久，李言聞的妻子張氏懷孕了，李言聞知道後，一則以喜，一則以憂。已有一兒一女的他，又要添個孩子，縱然開心，卻又不免為了生計問題而煩心。因為他雖然擁有一間自己的小藥鋪，不用像父親一樣搖鈴闖江湖，但養活一家四口已經很勉強了，如今再多個孩子，肩上的擔子就更重了。

　　雖然經濟狀況並不寬裕，李言聞仍然盡力支撐著。但看病實在賺不了幾個錢，萬不得已，他只好在早上和晚上幫人看病，而騰出白天的時間到雨湖捕魚，並將捕捉到的魚拿去市場賣，換點柴米油鹽回來，讓一家人的生活勉強過下去。

　　當妻子懷胎足月就要生產時，李言聞又高興又焦急。他劈了柴，燒了水，安頓好兩個孩子，能做的事都做完了，只等接生婆報喜。可是等著等著，累極了的他，忍不住趴在堂前的桌子上打起盹來。

　　正當他睡得迷迷糊糊的時候，忽然看見一隻白鹿銜著一棵靈芝，直接跑進屋子裡來，這吉祥的東西進門＊，讓他高興得跳

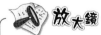

＊《蘄州志》、《李時珍傳》上均有記載：「時珍生，白鹿入室，紫芝於庭……。」

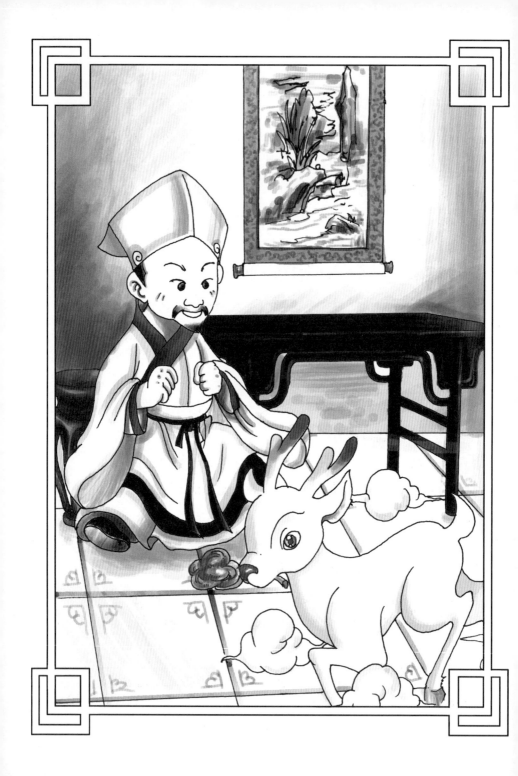

了起來。而這一跳，卻把他給驚醒了，才知道一切只是一場夢。

這時，接生婆正巧從房門探出頭來，說：「李大夫，恭喜你又多了個兒子。」

而這個剛出生的嬰兒，就是李時珍。

2 考中秀才

　　日子一天天過去，李時珍也漸漸大了，他非常聰明伶俐，還沒上學就跟著父親認識了好多字，還能作詩聯對，人人都誇他是「神童」。可惜的是，他身體不好，三天兩頭常生病，不是咳嗽就是發燒，幸好他的父親是名醫，對他精心調理治療，不然就算他是九命怪貓，也早向閻王爺報到去了。

　　因為李時珍從小就深深感受到失去健康是件很痛苦的事，所以暗自希望將來也能像父親一樣，成為一名為病人解除疾苦的大夫。為了達成這個心願，他除了喜歡看醫書外，更喜歡跟著父親和哥哥到野外採集藥草。在野外，他對每一株草、每一朵花、每一隻昆蟲都細心留意，因為這

些對他來說，都有研究的價值。

　　當藥材採集回來後，他和哥哥常幫父親將藥材分類加工，如有些草藥只要摘洗乾淨晾乾就好，有的卻要泡醋浸酒，把毒性去掉；而蟲子藥有的要掐頭去尾，有的卻要剪去翅膀……。無論做什麼，他都用心學習，細心處理，深怕一個不留神，所做好的藥材不但沒法子治病，還會要人命。

　　好奇心重的李時珍，在整理藥材時，常常學神農氏嚐百藥的偉大精神，自己偷偷品嚐，以便確實知道藥性與藥味。

　　有一次，他又在嚐藥草時，被父親李言聞看到了，李言聞立刻制止他說：「時珍，不可以隨便把藥草放進嘴巴吃！」

　　「爹，我是要……」

　　「我知道你是想試試藥的味道和功效，但是有些草藥具有毒

性，吃了就算沒要了你的命，也會危害你的健康。例如曼陀羅花，它的毒性雖然不強，但吃了會令人神智不清，因此在割膿瘡時，它才被用來當麻醉劑。」

李時珍這才明白，為何父親說藥草是不可以亂嚐的。

當李時珍大到該上學時，李言聞送他到顧家在玄妙觀＊的私塾去讀書。顧家是蘄州有名的書香之家，私塾先生顧日岩還曾經當過官。他早就聽說李時珍聰明過人，詩詞賦對樣樣通，所以一見到李時珍，便想試探試探他。一試，發現李時珍果然是個文思敏捷的孩子，便對他更加用心教導；後來發現他十分喜歡看書，便將家裡的藏書任他自由借閱。因此，貧窮的李時珍才有機會博覽群書。

由於受到家庭和環境的影響，李時珍從小就喜歡學習跟草

木、蟲魚有關的知識，對難懂的〈釋鳥〉、〈釋獸〉等文章背誦如流。而在所有書籍中，他最喜歡的是醫書，因為他覺得醫書裡的內容，不但對如何幫人治病非常有用，還可以讓自己的醫術進步，因此，他不但看了《藥性賦》、《神農本草＊經》等書，還早將父親所寫的《月池人蔘傳》、《痘疹證治》這些書都看得倒背如流了。他很想像父親、祖父那樣，當個懸壺濟世的郎中，可惜他父親不要他當郎中。

他知道父親是因為郎中的地位低，常讓人看不起，所以要他好好唸書，參加科舉考試＊，以便考取功名，光耀李家門楣。為

放大鏡

＊玄妙觀是李時珍小時候讀書、長大後看病的地方，觀內供奉道教鼻祖李老君騎青牛出函谷關的大型駝絨繡像。
＊本草是古代藥物學的總稱。
＊科舉考試　隋唐以後到清末為止，用考試方式設科選拔人才的制度，平民百姓考上進士後可當官。

了不辜負父親的期望，他只好將自己的興趣放在一邊，認真的讀科舉考試所要考的書籍。尤其現在童子試將近，他更是夜以繼日的勤奮用功。但，才剛覺得背冷喉嚨癢，他就又咳個不停：「咳咳咳……咳咳咳……」

「時珍，來，喝口水潤潤喉吧！」

李時珍接過茶杯喝過水後，才舒服些，不再咳了，立刻抬頭歉然的說：「娘，對不起，把您給吵醒了。」

「沒什麼。只是天都快亮了，你怎麼還不睡？」

「這卷書只剩幾頁還沒看，我想把它看完再睡。」

「你的身子骨弱，哪禁得起這麼三天兩頭熬夜折騰？」

「娘，您放心，我挺得住。」

「都咳個不停了，還說挺得住！瞧你，又瘦了，再瘦下去，

就剩皮包骨了。」李時珍的母親輕輕拍著他的背，心疼的說：「唉！都怪你爹，讓你跟他一起行醫就好了，幹嘛硬要你去參加什麼科舉考試，老是熬夜唸書，都快把你折騰得不成人形了。」

「爹也是為了我好。」

這李時珍的母親當然明白，只是心疼兒子。她將兒子的書合上，說：「先睡吧，沒看完的部分明天再看吧！」

為了讓母親安心，李時珍只好聽從。

等他躺下，幫他蓋好棉被，李時珍的母親才安心的熄燈回房睡覺。

李時珍躺在被窩裡，剛翻個身，又覺得喉嚨癢，怕吵醒父母，他趕緊把棉被蒙住頭才敢咳出聲音來。

「小弟，你總是人未到，聲音先到。」

　　要是大哥這時候在家，一定又會這麼說。想起大哥，李時珍心裡有無限的思念。可惜，從他上學堂後，就越來越少跟父親和大哥上山採藥。記得大哥要到外地謀生的前一個晚上，曾跟他促膝長談。

　　「大哥，你為何不留在家裡跟爹一起行醫？」

　　「我雖然從小耳濡目染，跟爹學了不少醫藥常識，但要說到行醫治病，我還差得遠呢！何況郎中的地位那麼低，就算醫術再高明，還是讓那些大官、鄉紳、有錢的大爺們看不起，又有什麼用呢？所以我想嘗試別的工作看看。」

　　「那也不一定要到外地找工作呀！」

　　「咱們瓦硝壩不過是個小村子，又有什麼工作可做呢？何況男兒志在四方啊，所以我想到外

地闖闖，看能不能闖出一番成就來。」大哥接著語重心長的對著他說：「時珍，你從小書就唸得比我好，所以爹把成就功名的希望放在你身上，你一定要好好用功，別辜負了爹的期望。」

想到這兒，李時珍忍不住又爬起來看書，直到天方魚肚白才躺下休息。

如此用功讀書的他，十四歲時到黃州府城參加童子試，果然不負眾望，一舉考中秀才＊。

「好！」李言聞撫著鬍子，眉開眼笑的望著寶貝兒子說：「再接

 放大鏡

＊明代的科舉考試，需通過童、鄉、會、殿四試後，才能當官。
1. 童子試：及格之後，稱作秀才。
2. 鄉試：有秀才資格才能考鄉試，考試地點在各省省會。鄉試及格之後稱為舉人，其榜首稱為「解元」。
3. 會試：有舉人資格才能考，考試地點在京師。會試及格的人稱為「貢生」，其榜首叫「會元」。
4. 殿試：殿試及格者稱為進士，考試地點在乾清宮，由皇帝御筆欽點前三名，第一名狀元，第二名榜眼，第三名探花。

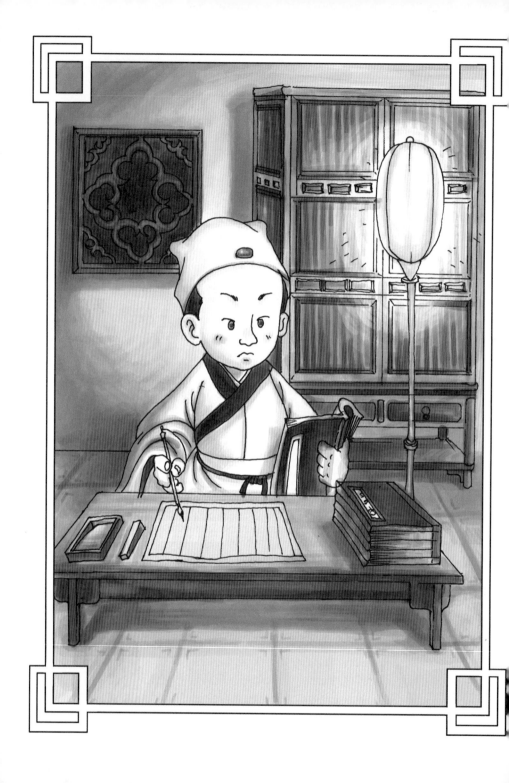

再屬！三年後一舉考中舉人，然後再去考個進士，當個大官，讓那些瞧不起我們李家的人知道，咱們李家的子孫也是有出息的。」

3 三次名落孫山

三年後，李時珍到武昌城應試，卻落第了。

他多想一舉考中舉人，好讓父母親臉上有光，沒想到卻……唉！

「沒關係，一時的失敗算不了什麼。繼續加油，三年後再去考個舉人回來！」

雖然李時珍的父親嘴巴上說沒關係，但臉上仍然難掩失望之情，這一切看在李時珍的眼裡，心裡更加難受，他暗地裡告訴自己一定要更加用功讀書，三年後一定要考上舉人。只是，他寫考試用的八股文＊寫久了，難免覺得枯燥乏味，有時還昏昏沉沉的想打瞌睡，這時他只好偷偷看些醫藥方面的書籍來提神。但，醫藥方面的書籍實在太好看了，常

常令他看到愛不釋手，忘了時間。可惜的是，科舉考試不考這些，不然別說舉人，搞不好連進士他都早早考上了。

李時珍怕再次讓父母失望，更加夜以繼日的認真苦讀。只是長久下來，他的意志雖然仍然堅定，可是本來已經不太硬朗的身體卻撐不住，終於病倒了。幸虧有醫術高明的父親一直在旁細心治療，病勢才漸漸好轉。一有精神的他，就開始認真看書，準備即將來臨的舉人考試。

李時珍的母親端著剛煎好的藥進房，看到兒子在看書，說：「別再看書了！你病才剛好些，

放大鏡

＊八股文　明清科舉制度所規定的文體。每篇由破題、承題、起講、入手、起股、中股、後股、束股八部分組成。「破題」是用兩句話說破題目要義；「承題」是承接破題的要義加以說明；「起講」為議論的開始；「入手」為起講後入手之處。下從「起股」到「束股」才是真正議論，以「中股」為全篇的重心。在這四股中，都有兩股排比對偶的文字，共合八股，所以稱為「八股文」。

應該多休息。」

「我生病躺在床上休息太久了，課業都荒廢了，現在鄉試又快到了，我要更加用功唸書，才有希望考上。」

「鄉試要到武昌城去考，路途遙遠，你病又還沒全好，哪禁得起長途的舟車勞頓呢？時珍，放棄吧！今年的鄉試就別去了。」

「娘，我為了參加今年的鄉試，已經苦讀了三年，怎麼可以白白放棄呢？」

「可是……」

剛行醫回來的李言聞，聽到他們倆的對話，插嘴說：「我陪時珍去武昌城應試吧！」

「娘，有爹這樣醫術高明的郎中陪我，您儘可以放心了。」

李時珍的母親說不過他們父子倆，只好答應了。

但事實證明，李時珍的身體還是禁不起長途的舟車勞頓，而

抱病進考場應試，當然難有好成績，所以他又落榜了，並且因過於勞累，回來後大病了一場，一直咳個不停。

「咳咳咳……咳咳咳……」

一聽到房裡傳來兒子的咳嗽聲，李時珍的母親就感到心疼與不捨。她忍不住質問丈夫說：「你是不是沒有用心醫治兒子的病？」

正在煎藥的李言聞聽了之後，說：「時珍不只是妳的兒子，也是我的兒子，我怎麼可能不用心醫治他呢？」

「那──該不會是你的醫術退步了？」

「妳怎麼這麼問？」

「以往時珍得了風寒，吃了你開的藥方，沒多久就痊癒了。這次吃了那麼多帖藥了，卻仍咳個不停，不是你的醫術退步是什麼？」

「唉……」李言聞只是面色

凝重，嘆氣不語。

「你給我說個清楚，別光嘆氣啊！」

李言聞不答反問：「時珍這陣子的情況如何？」

「每天下午發燒，晚上直冒冷汗，常常咳嗽，又吐了很多痰……」

「以這種情形看來，時珍恐怕染上了骨蒸癆＊了。」

「什麼！」

李時珍的母親一聽，慌得不知如何是好，繼而氣憤的責怪丈夫說：「都是你！都是你！要他去參加什麼科舉考試，害他沒日沒夜的看書，把身體都給累壞了。兒子要是有個三長兩短，我……你還我個好好的兒子來！」說著說著，忍不住哭了起來。

「唉呀！妳先別哭呀！」李言

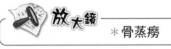

＊骨蒸癆　就是肺結核。

聞趕緊安撫妻子說：「好好好，我一定還妳一個好好的兒子，好不好？妳別再哭了。」

「你說的話要算數！」

「一定算數！其實骨蒸癆雖然是惡疾，卻不是無藥可醫的絕症，只要一面對症下藥，一面好好調養，還是可以治好的。」

在父親精心的治療、母親細心的照顧下，李時珍的病雖未痊癒，卻也好了大半。看到兒子氣色終於好些，李言聞不禁嘆道：「唉！真後悔去年叫他抱病到省城參加考試，不然他這病早該好了。可是這年頭，做郎中的就和算命的一樣讓人輕視，我們李家總要有個做官的。」

李時珍的母親聽了不以為然的說：「人算不如天算，生下來就註定了，用不著你瞎操心。」

在經過一年多來的調養與治療，李時珍的病終於好多了，他

立刻準備趕赴武昌省城參加第三次舉人考試。

「不准去！」兒子的命好不容易才救回來，所以這次無論任何人說什麼，李時珍的母親也不答應讓他去。

「娘，我已經二十三歲，年紀不小了，早該和爹一起分擔咱們家的生計。」說著說著，李時珍突然跪下懇求說：「娘，我實在沒臉再待在家裡吃三年閒飯，只為了準備下次的舉人考試。所以今年就讓我再去試試看吧！」

李時珍的母親禁不住兒子的懇求，只好讓他去了。

雖然李時珍想考個功名光耀門楣以盡孝道，但遺憾的是，放榜時，榜上仍舊沒有李時珍三個字。

他，第三次名落孫山。

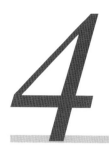

4 走自己的路

「還要再參加科舉考試嗎？就算真有幸考中舉人，還要花多少時間苦讀，才考得上進士呢？就算以後真的考上進士，有了一官半職，但除了能光宗耀祖、讓人看得起外，我有能力當個認真稱職、為民謀福利的好官嗎？自己的興趣、專長明明是在行醫，為何硬要花費時間唸書，去參加科舉考試求功名呢？」

以前準備科舉考試讀書讀累時，李時珍就曾這麼想過；自從第三次鄉試落榜後，他更常這麼自問著。

這天，他書讀累了，到雨湖旁的小山丘透透氣，一路上依然想著這些事。走累了，他席地而坐，隨意望去，發現山坡上長了好些可當藥材的野草，不由得想

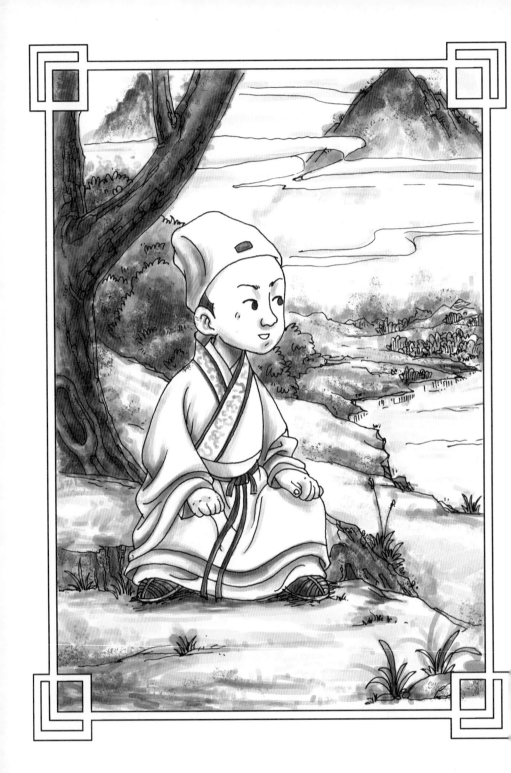

起小時候和哥哥、父親一起背著藥簍上山採藥的情形，那真是一段快樂的時光啊！

突然，一陣急促的腳步聲打斷了李時珍的沉思。

他抬頭一看，見到一個年輕人神情慌張的跑過來，熱心助人的天性讓他急忙起身，向前關心問：「小兄弟，什麼事這麼慌張？」

那急得像熱鍋上的螞蟻的年輕人慌亂的說：「我的妻子不知怎麼搞的，氣喘得好厲害，又全身浮腫。我聽說李言聞大夫醫術高明，又體諒我們窮苦人家，沒錢也肯先幫我們醫病，所以想請他救救我的妻子，沒想到他出診還沒回家，我又沒錢請其他大夫，我……唉！」

李時珍聽了，急著問：「救人如救火，怎可延誤呢？」

「我也知道不能延誤，可是……我沒錢去請其他大夫啊！」

　　李時珍想起曾多次看過父親診治氣喘的病人，便大膽提議：「小兄弟，我是李大夫的兒子，也懂些醫術，如果你不嫌棄，我可以幫你的妻子診治看看。」

　　那年輕人雖然對年紀輕輕的李時珍不怎麼信任，但因他是李言聞大夫的兒子，加上這時候又沒有別的法子，只好讓他試試看了。

　　為了搶時間，李時珍跑回家拿了藥箱後，立刻隨著年輕人到他家。

　　經過仔細看診後，他用麻黃止住病人的氣喘，再用茯苓＊等藥使小便暢通。沒多久，那位婦人就好多了。夫妻倆感激涕零，再三致謝說：「李大夫，你真是我們救苦救難的活菩薩！」

放大鏡

＊茯苓　生於山坡及灌木叢中，藥用塊根，秋冬挖採，洗淨晒乾備用。味甘甜，性平。清熱解毒。

　　在回家的途中，這句話一直迴盪在李時珍的耳畔，治好病人的滿足感，一直盈溢在他胸中，連當年考上秀才時也沒這麼快樂過，使得他不由得一再自問：「考個一官半職，真的比當個好大夫重要嗎？」

　　仔細想清楚後，李時珍決定放棄參加科舉考試，專心學習醫術，因為在他的心中，做一個像父親那樣醫術高明的大夫，遠比考試做官重要多了。但，當他向父親稟明他的決定時，父親卻非常不贊同。

　　「你從小就文思敏捷，聰明過人，所以我一直指望你高中進士，為咱們李家爭口氣，你怎麼可以不再參加科舉考試呢？」

　　「爹，我已經花了十年的時間準備鄉試，可是到現在，還是沒有考上舉人呀！」

　　李言聞勸導他說：「三次鄉試

會落榜，是因為你身體不好，沒有法子全力以赴的緣故，不是你的能力不好，你不應該就這樣灰心放棄。」

「爹，我並不是因為落榜灰心，才決定放棄科舉考試的，而是我的年紀已經不小了，早該工作賺錢，奉養雙親，扶育妻小，不該……」

「家計爹還擔得起，你沒有必要為這些操心，只要全心準備科舉考試，考取功名就好。」

「可是，打敗病魔、治癒病人的那份滿足感，是考取任何功名也比不上的啊！何況，一個真正的讀書人，不該只想到自己，應該多為群眾著想，造福人群。孩兒的興趣與志向都在行醫，也自信一定能做個好大夫，拯救病人，造福鄉里。因此，希望爹能成全我的心願。」

兒子的興趣與志向李言聞哪

會不知道，只是他不忍心讓兒子和他一樣，當個讓人輕視的大夫。

見父親沉思不語，李時珍突然跪下，語氣堅定的說：「孩兒身如逆水行船，心比鐵石堅，為了行醫救人，到死都不畏懼艱難。希望爹能成全孩兒的志向！」*

李時珍的母親聽了，在旁幫忙說情：「既然兒子行醫的意志這麼堅定，你就答應他吧！」

「好吧！」李言聞雖然萬般不願意，仍然勉強答應。

放大鏡

＊李時珍獻給父親的原文是：「身如逆水船，心比鐵石堅，望父全兒志，至死不怕難。」

5 差點醫死人

　　自從立定行醫的志向後，李時珍更加勤讀醫書，往往到了深夜，還手不釋卷的在鑽研。他還常常跟著父親出外應診見習，過沒多久，他就繼承父親衣缽，開始替人治病了。

　　有一天，一個年輕人來請李時珍去醫治他父親，熱心的李時珍當然立刻跟著他去看診。

　　到了那年輕人的家裡，李時珍發現那個病人高燒不出汗，頭痛得厲害，經望、聞、問、切＊的診療過程後，他認為病人患的是傷風症。而治療傷風症首先應該先發汗，所以他叫病患的家人先煎生薑水給病患喝，然後再讓

 放大鏡

　　＊望聞問切　中醫診病的四種方法，指的是眼看、耳聞、詢問和按脈。

病患包緊棉被睡一覺，只要出了汗，病情就會減輕許多，再吃藥就會好得更快。

知道病情並不嚴重，病患和他的家人都鬆了口氣。

病患問：「大夫，光喝生薑水太沒有味道了，能不能加魚下去煮啊？」

「可以啊，只要喝了能出汗就行。」

在道謝聲中，李時珍提著藥箱回家去了。

在家看過幾個病患後，李時珍正要休息吃飯時，那個傷風病人的兒子卻匆匆忙忙跑來找他，氣喘噓噓的說：「李大夫，你快來……我爹他……」

「你爹怎麼了？」

「我爹吃了生薑烏鱧魚湯之後，臉色發白，舌頭打結，喘氣喘得很嚴重。李大夫，怎麼會這樣？」

　　李時珍聽了，嚇了一大跳，暗想：難道我誤診了？這該怎麼辦？

　　剛採完藥草回來的李言聞，看到大家神色慌張，立刻問：「發生什麼事？」

　　李時珍急切的將事情的經過簡單告知父親。李言聞一聽，抓起幾樣藥草，立刻和兒子火速趕去。

　　到了病人的家中，李言聞先讓病人吃了解毒的草藥，一會兒後，再讓病人服用治療傷風的藥草。他不愧是經驗豐富的好大夫，經他一番診治，病人的病情立刻轉輕；而且才過兩、三天的時間，病人就能下床工作了。

　　事後，鬆口氣的李時珍向父親請教：「病人只是喝個生薑烏鱧魚湯而已，為什麼病情會因此加重呢？」

　　「喝生薑烏鱧魚湯會使人中

毒＊。」

「啊！」李時珍聽了嚇了一大跳。「可是……書上沒這項記載啊！」

李言聞摸著鬍子笑著說：「書上沒記載的事可多著呢！」

李時珍沒想到因自己的孤陋寡聞，竟然差點斷送一條生命。他認為大夫的職責是治病療疾，把人醫「生」，怎麼可以因自己的經驗學識不足，而差點將人醫「死」呢？這樣自己哪有資格當個大夫呢？因此，他打算不再行醫了。

李言聞聽了兒子的打算後，平靜的問：「你是打算繼續參加科舉考試？」

李時珍立刻搖頭，因為他對當官實在沒興趣。

放大鏡
＊生薑烏鱧魚湯會使人中毒的說法，缺乏科學根據，這裡是取材於民間傳說和蘄州的地方習俗。烏鱧魚是柴魚。

「你既不行醫，也不參加科舉考試，那肩不能挑、手不能提的你，還能做什麼呢？」

李時珍被父親問住了，因為他也不知道自己除了行醫外，還能做什麼。

「做任何一個行業沒有不遇到挫折的，當大夫也是一樣。但是，大夫的工作是攸關病人的生死，不能輕忽，所以大夫平時要多充實自己的醫術，在下任何決定時都要慎重。」李時珍聽了十分贊同的點點頭。

李言聞嘆口氣後，接著說：「你不該遇到挫折就灰心喪志，而是要從中記取教訓。經過這件事情後，你應該知道光飽讀醫書是不夠的。要成為真正的大夫，診病開藥時，需要具備各種農、林、漁、牧方面的知識作為基礎，這些只靠看書是不夠的，還要去向各行各業的人討教實際經

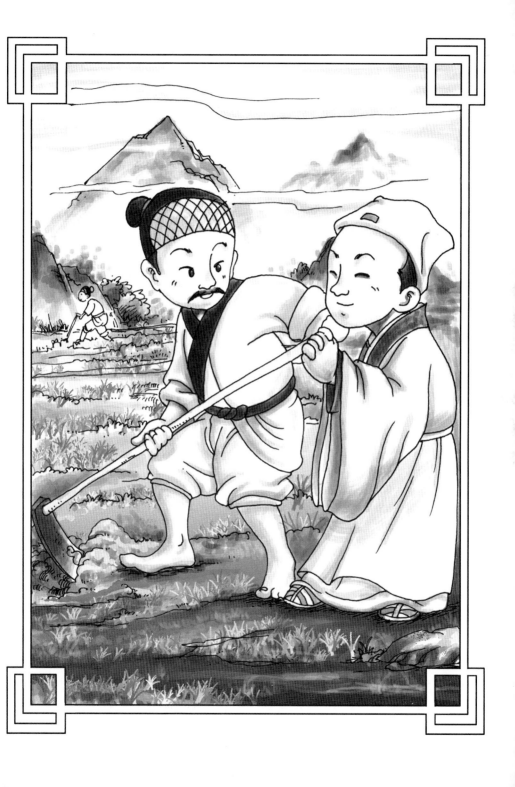

驗。例如：去向農夫討教各種穀禾蔬果的常識，去向漁夫討教各種魚蝦鱉龜的常識，去向獵戶討教各種飛禽走獸的常識等，因為那些是他們的本業，在每天接觸下，絕對比我們精通。希望你能朝這些方面去努力，多虛心討教，讓自己早日成為醫術高明的大夫。」

聽了父親的訓誨，李時珍心裡無比的撼動，激動的說：「謝謝爹的教誨，我一定會謹記在心，努力達成。」

「那就好。」李言聞露出欣然的微笑。

6 墳場醫「鬼」病

為了要把自己磨練成醫術高明的大夫，李時珍更加用心研讀醫書。不過，跟以往不同的是，他現在一有疑問，就會想辦法求證。

有一次，他看到陶弘景所著的《本草經集注》上寫著：「穿山甲在岸上裝死，張開鱗片引誘螞蟻，然後潛入水中，讓螞蟻浮在水面，再一口吞掉螞蟻，就是這樣靠吃螞蟻來維持生命。」不禁暗自思考：事實真的是這樣嗎？

為了考證這種說法是否正確，李時珍在獵人的幫助下，捉了一隻穿山甲，剖開後發現穿山甲巨大的胃裡全是螞蟻，於是證明穿山甲確實是食蟻性的動物。但是，再進一步實地觀察研究，他發現穿山甲是把螞蟻穴挖開，

再用舌頭去舔食螞蟻的，跟陶弘景書上所寫的不同。他立刻把這件事記錄下來，糾正陶弘景書中的錯誤。

除了用心苦讀探究前人留下來的醫書之外，李時珍還時常跟隨父親學習診療的實際經驗，另外，一有空他就上山下湖，採藥問方，因此醫術進步神速，成了蘄州有名的年輕大夫。

有一年，蘄州發生大水災，大地一片汪洋，田地、房舍、牲畜流失，人民損失慘重。三、四天後，洪水終於退去，災民在整理家園的同時，卻因各種傳染病散播開來，使得大家叫苦連天，哀號不已，幸好官府設立了醫療診所，為災民看病。

但，因為染病的災民實在太多了，所以有塞銀子給官府的人才得以優先看病，而沒銀子的窮苦老百姓們，總是排隊排了老半

天還輪不到。因此，當大家得知李言聞父子醫術高明，又不像官家那些大夫那樣仗勢欺人，沒錢就不肯治病，便紛紛湧向李家看病。

為了治療突然增多的病人，李時珍和父親從早到晚忙個不停，父子倆熱心醫治病人，從來不計較費用的多寡。因此人們一提到瓦硝壩的李家父子，心中都充滿無限感激。

一天夜裡，李時珍才剛睡下不久，就被一陣陣急促的敲門聲給吵醒。

他想：「會半夜來求醫，一定是急診。」便趕忙翻身起床。

他開門一看，看到門外站著一個瘦巴巴、衣衫襤褸的小孩。

那小孩一看到他，「咚」一聲跪了下去，哭著說：「大夫，我哥快要死了，求求你救救他！」

「你哥怎麼了？」

「我也不清楚，只知道天剛黑的時候，我哥就抱著肚子喊疼，後來更是痛得在地上打滾，……」

聽到這裡，李時珍就不再多問，立刻拿起醫藥箱說：「痛到在地上打滾！那一定很危急，我們快點去救他吧！」

「謝謝李大夫！」那小孩立刻抹乾眼淚，站起身來，快步在前面帶路。

一路上七彎八拐，繞過一個個山丘，來到一個小山谷後，李時珍訝然發現這裡墳丘相連、亂石成堆，像是個亂葬墳場。沒想到那小孩竟然在這裡停下腳步，轉身跟李時珍說：「李大夫，我家到了……」

「你家到了？」李時珍嚇了一大跳，因為這裡沒有住家啊！

「我家很小、很簡陋，不好請你進去……我去扶我哥出來。」

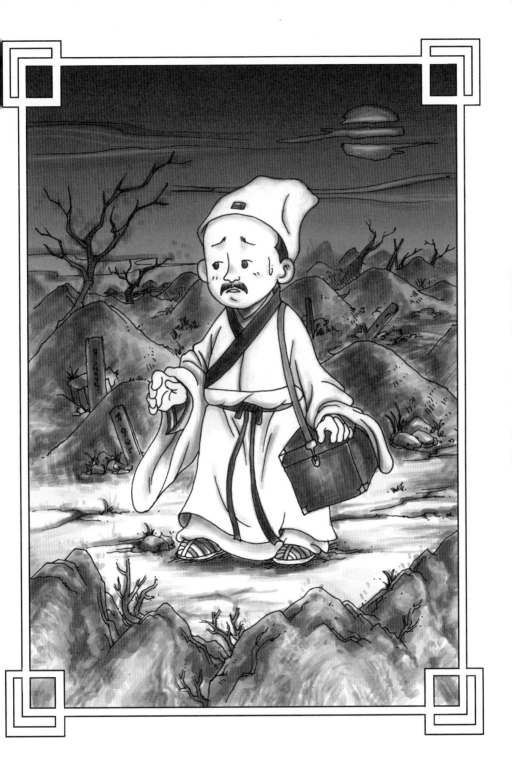

那小孩一說完，轉身跑到一座古墳前，搬開石碑，鑽了進去，就不見蹤影了。

「難道遇到鬼了？」想到這兒，李時珍不禁頭皮發麻。

不過令他更心驚的是，當那小孩再次出現時，卻是扶了個皮包骨、披頭散髮、衣服破破爛爛的「人」出來。三更半夜在墳場裡遇上這樣的情景，李時珍頓時毛骨悚然，不知是否該趕緊腳底抹油溜了？

但是，那病人一聲聲淒淒慘慘的呻吟聲，激起了李時珍悲天憫人的胸懷，心想：就算對方真的是鬼，也要先幫他將病醫好。

不過在診過脈後，李時珍反而不怕了，因為脈搏會跳動的，絕對不是鬼，於是他沉穩的說：

「這位小哥，你是因餓過頭，再加上受了風寒才生病的，只要扎個幾針，就可以止痛了。」

　　李時珍只扎了兩、三針，那病人的腹疼就減緩許多，再稍加推拿，那病人便能自己直起身，不用人扶持了。

　　那病人立刻向李時珍磕了好幾個響頭，感激萬分的說:「李大夫，謝謝你的救命之恩！」

　　「不用客氣，快起來！」

　　「可是……我們沒有錢付你的診療費……」

　　李時珍不在意的擺擺手說:「診療費只是小事，你的命能救回來才要緊。對了，你們是人，為何會住在墳場裡呢?」

　　那病人流下眼淚回答說:「水災過後，我爹娘被瘟疫奪去了性命，只剩下我和弟弟相依為命。我們沒有謀生的技能，肚子餓了，只得沿街乞討；沒有地方住，只得以古墓為家……」

　　「原來如此。那對於今後，你們有什麼打算?」

「我們沒想到那麼遠，現在連填飽肚子都有問題了……」

雖然李時珍的經濟狀況不怎麼寬裕，不過他仍然說：「如果你們不嫌棄，在尚未找到其他住所前，可以先到我家住。」

他們兄弟倆聽了好感動，但他們知道樂善好施的李時珍家境並不好，便婉拒說：「李大夫，你沒跟我們收診療費，我們已經十分感謝，怎好再打擾你呢？」

「不會打擾……」

「李大夫，十分謝謝你的好意！但我們住在這兒就好了。」

見他們兄弟倆心意已決，李時珍也不強求，從醫藥箱裡配了兩帖藥給他們，說：「扎針雖然止住了痛，但仍須吃藥，病才不會復發。」

「可是，我們沒錢付……」

「別擔心，這藥是送給你們的，不用付錢。」

「你真是我們的大恩人！」

「舉手之勞，沒什麼！」

之後，李時珍常送給他們一些衣服和食物。偶然間得知他們爹娘的墳墓旁有枇杷樹，便教他們把可以當藥材的枇杷葉賣到藥房去。後來，他們兄弟倆就用賣枇杷葉賺的錢，在山邊蓋了一棟小小的茅草屋，展開新生活。

經過這次大水災，李時珍深深體會到大夫的重要。為了使自己的醫術進步，他更加勤奮研讀醫書。只是看多了各種醫藥書籍，他發現前人留下來的書有不少的錯誤。連《本草》所記載的藥性和藥效，都有不少可疑的地方。他心裡暗自想著：「《本草》應該修訂，好讓全天下的大夫都有正確的根據。只是應該由誰來修訂呢？自己可以嗎？」

7 第一本著作 《蘄蛇傳》

水災過後，修訂《本草》的想法一直迴盪在李時珍的腦海，他日也思，夜也想，只是不知該如何開始。

有一天，李時珍的妻子吳氏邊幫忙整理藥草邊跟他閒聊，卻見他久久沒有回應，便問：「我在跟你說話，你有沒有在聽？」

「啊？妳說什麼？」

「我說了老半天你都沒有在聽？你……」

「對不起，我一直想著醫書上的問題，所以……」

因為覺得這件事情實在太有趣了，所以吳氏決定不與李時珍計較。「我剛剛跟你說，住在咱們東大街街尾的李柱子，前不久娶了個廣東姑娘當老婆。」

「李柱子怎麼會突然跑到廣

50

東那麼遠的地方娶老婆呢？」

「李柱子才沒跑那麼遠呢！而是那個對李柱子有恩的廣東姑娘有難，跑來投靠李柱子的。感恩圖報的李柱子當然把她當成上賓，特地準備一間寬敞舒適的房間給她居住。可是，這位染了痳瘋病＊的廣東姑娘，怕將病傳染給別人，只肯住進屋後的破柴房裡。沒想到到了半夜，她痳瘋病發作，口渴得要命，四處摸黑找水，好不容易找到角落的酒甕裡有酒。她唏哩呼嚕的將酒喝個精光，然後舒舒服服的睡一覺。第二天醒來，卻發現那酒甕裡，有條早就泡化了的大蘄蛇⋯⋯」

聽到這兒，李時珍訝然驚叫：「糟糕！那蘄蛇可是有劇毒

＊痳瘋病　傳染病的一種，由痳瘋桿菌侵入皮膚的黏膜和末梢神經而發作，患者全身長滿斑點，毛髮脫落，又稱「癩病」。

的，她喝了準沒命……不對呀，妳說她最近嫁給李柱子當老婆？……她喝了蘄蛇酒，怎麼可能沒事呢？」

「何止沒事，還將痲瘋病治好了呢。」

「有這種事？」李時珍聽了嚇了一跳，起身就走。

「你去哪裡？」

「到李柱子家。」

到了李柱子家，知道蘄蛇酒甕早已洗刷乾淨，李時珍為無法研究蘄蛇酒而扼腕不已。

回家之後，他又翻閱了許多醫書，還是無法弄明白為什麼蘄蛇酒可以治痲瘋病。不死心的他，決定去找條蘄蛇回來研究。

當李時珍從市集買回一條蘄蛇，立刻高興的去向父親獻寶：

「爹，我買到一條活蘄蛇了！」

正在房裡編寫《蘄艾傳》的李言聞，起身看了看兒子買回來

的蛇，搖頭說：「你上當了，這只是一般的白花蛇，不是蘄蛇*。」

李時珍一聽，洩氣的跌坐在椅子上。

李言聞見兒子對蘄蛇的興趣這麼濃厚，便教他如何辨識，還告訴他：「你想要抓到蘄蛇，可以去找『蛇王老鄔』幫忙，他可是個有名的捕蛇大王。」

李時珍四處打聽「蛇王老鄔」的下落，終於讓他在一家酒館裡找到了。「蛇王老鄔」得知李時珍抓蘄蛇是為了醫學研究，立刻豪氣答應說：「沒問題，一切包在我身上。」

第二天早上，「蛇王老鄔」就帶李時珍上龍峰山。

放大鏡 ——
＊傳說蘄蛇頭呈三角形，黑褐色；背部黑白色，有菱形花紋；腹部白色，有黑斑；尾部側邊有利勾。有劇毒，別名「五步倒」。蘄蛇和白花蛇的區別是蘄蛇有毒，白花蛇沒有；蘄蛇死時雙眼不閉，白花蛇則雙眼緊閉。

　　一路上，既緊張又興奮的李時珍，東張西望，想快點找到蘄蛇的蹤影。忽然，「蛇王老鄔」拉著他躲在一低矮的石堆後。

　　「你看到蘄蛇了嗎？」李時珍屏氣凝神的四處張望。

　　「還沒。不過快了！」

　　「你怎麼這麼有把握？」

　　「因為這裡長滿了蘄蛇喜歡吃的石楠藤。」

　　李時珍向四周張望，果然看到在大樹或石堆上，纏繞著許多深綠色小圓葉的紫紅色細藤，氣味又臭又辣，的確是石楠藤。他回頭看向「蛇王老鄔」，發現他兩眼緊盯著不遠處的洞穴瞧，立刻發問：「那是蘄蛇的洞穴？」

　　「蛇王老鄔」點點頭。

　　「蘄蛇還要多久才會出現？」

　　「看運氣囉！」

　　他們的運氣不錯，不到半個時辰，蘄蛇就出現了。看到那條

蘄蛇又粗又長，李時珍嚇得目瞪口呆，動彈不得。

「蛇王老鄔」卻神色自如，抓住適當時機，抓了把沙子對蘄蛇撒去。當蘄蛇被沙土迷住眼睛、蜷縮不動時，他立刻一個箭步衝向前，迅速的用鐵叉壓住蛇頭，再用繩子把蘄蛇綁在棍子上，整個行動一氣呵成，讓李時珍嘆為觀止，說：「你好厲害！真不愧是捕蛇大王！」

「那是當然的囉！」「蛇王老鄔」得意洋洋的說。

之後，他們就帶著蘄蛇，快快樂樂的下山去了。

經過一段時間的研究，李時珍發現蘄蛇雖毒，卻能治風溼、口眼歪斜、半身不遂等病，尤其是蘄蛇酒，更是治療痲瘋病的特效藥。他立刻將研究結果和父親分享。

李言聞聽完後，笑著說：「恭

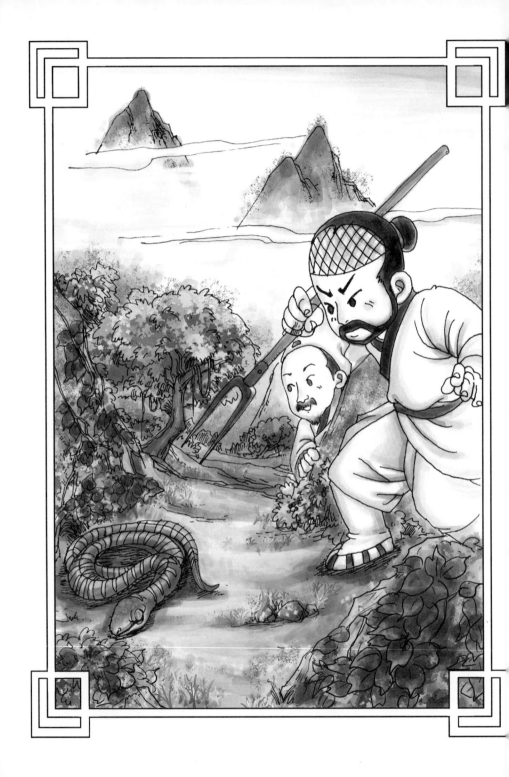

喜你終於解開了蘄蛇之謎。」

「這都要謝謝爹的指導和『蛇王老鄔』的幫忙。」

「你自己鍥而不捨的研究精神，才是成功的最大關鍵。」

得到父親的肯定，李時珍整個人像吃了人參果一樣，通體舒暢。

李言聞接著提議說：「你何不將對蘄蛇的研究結果寫成一部書，好供其他大夫參考。」

李時珍覺得父親的提議非常好，便仿效父親寫《蘄艾傳》的方法，完成了他第一本醫學著作《蘄蛇傳》＊。

李時珍年紀輕輕的就出了本醫書，使得他的名氣更加響亮。

放大鏡

＊李時珍一生的著作很多，除了《蘄蛇傳》、《本草綱目》外，還有《奇經八脈考》一卷、《食物本草》二十二卷、《集簡方》、《五臟圖論》、《命門考》、《命門三焦客難》、《瀕湖醫案》等書。

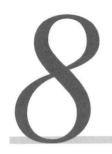

8 下定決心
修《本草》

　　一天黃昏，帶著兒子上山採藥的李時珍剛進門，妻子吳氏說：「你們再不回來，飯菜都涼了。」

　　李時珍邊放下藥簍邊說：「今天的收穫很不錯，所採的藥草應該夠用一個月了。」

　　「每次你都這麼說，哪一次夠用了？」吳氏雖然嘴巴這麼說，語氣裡卻無絲毫抱怨。她太了解自己丈夫的慈悲心腸，對窮困的病人總是竭力幫忙，治病的藥草一送就好幾帖，幸好蘄州自古以來就是有名的藥草產地，所需藥草上山採就有了。

　　李時珍才剛坐下吃不到兩口飯，又有人跑來請他去替一個六十多歲的老婆婆看病。熱心的李時珍當然二話不說，拿起藥箱就

跟出門。

到了老婆婆家，經過一番詢問，得知老婆婆已經腹瀉五年，時好時壞，吃盡了各種藥物，就是治不好。李時珍為躺在病床上的老婆婆把脈，確定是慢性腹瀉。他心想：「書上說巴豆會使人腹瀉，可是，上次在家裡做的實驗，證明適量的巴豆反而可以治療腹瀉，不妨試試。」

於是，他給老婆婆吃下適量的巴豆。幾天後，老婆婆果然痊癒了，老婆婆一家人高興得抓了一隻雞送給李時珍。不久，許多人知道這個消息，近百個罹患長期腹瀉的病人，紛紛前來請求醫治。李時珍耐心的診治，對症下藥，把他們全都醫好了。

有一天，李時珍正在給人診病，一幫人扯著一位老鈴醫吵吵鬧鬧的從門前經過。李時珍認出帶頭的是砍柴的龐老爹，立刻上

前了解。

「龐老爹，你們為什麼抓著這位老鈴醫？」

「李大夫，是這樣的：昨天我老婆感到不舒服，剛好這個走方郎中經過，就請他為我老婆看病。沒想到我老婆服用了他開的藥，不但沒有痊癒，病情反而加重。所以，我們現在要抓這害人的庸醫到衙門見官。」

老鈴醫既無辜又無奈的說：「李大夫，醫者父母心，我怎麼可能拿病人的生命開玩笑呢？而且我開的方子明明沒有錯啊！不知道為何病人吃了會病情加重？」

李時珍取過藥方，看了好幾遍，確定這個方子的確是對症下藥。那，毛病究竟出在哪兒呢？該不會是依藥方所抓的藥吧？

「龐老爹，能不能將龐大娘服用的藥的藥渣，拿來我看看？」

龐老爹雖然覺得李時珍要看

藥渣挺奇怪的，但基於對他的信任，還是立刻回去將藥渣拿來。

李時珍對著藥方，撥開藥渣一味一味的核對。忽然，他發現其中有味虎掌，是藥方上所沒有的；而藥方上有的漏籃子，藥渣裡卻沒有。他立刻知道問題出在哪裡：「這虎掌有大毒，怎麼可以拿來代替漏籃子呢？難怪病人吃下去病情會變得更糟糕！」

「原來是藥鋪的夥計配藥出問題，而不是老鈴醫。我找他們算帳去！」龐老爹氣憤的說。

「請等一下！這也怪不得藥鋪裡配藥的夥計。」

「為什麼？」眾人吃驚的問。

李時珍接著解釋說：「因為醫書上說漏籃子又名虎掌，藥鋪夥計以為這兩種藥可以互用，所以才會出了差錯。幸虧發現得早，用些解毒的藥就可以了。」

在李時珍對病人緊急進行搶

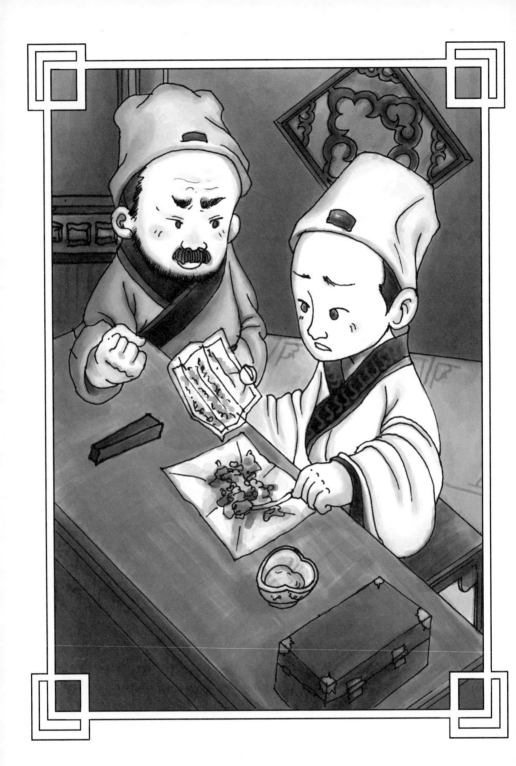

救後，一場風波終於平息了。但是，李時珍的心中卻久久不能平靜，因為龐老爹的話一直迴盪在他耳邊：「藥書上記載錯誤，為何不改呢？如果許多大夫和藥鋪夥計都不像李大夫你這麼細心，那我們這些病人的生命不就岌岌可危了嗎？」

從小到大唸過許多醫書，所以李時珍深深明白，古醫藥書籍中雖然摘錄了豐富的行醫知識和經驗，但也存在了一些錯誤的東西，以訛傳訛，害人不淺。他要任這種情形繼續下去嗎？那不是會害了更多人嗎？

為了對病人的生命和健康負起責任，二十五歲的李時珍下定決心，發下宏願：一定要重新整理和修訂古代藥書，改正其中的錯誤，並增補藥書中沒有提到的藥物。

9 任楚王府奉祠正

當李時珍將他的想法跟父親說時，李言聞嚇了一跳，說：「你想重新修訂《本草》？這可不是一件簡單的事啊！」

「爹，四百年前北宋的唐慎微就曾修訂過《證類本草》，他做得到，我也可以做到。」

李言聞很欣賞兒子的雄心壯志，卻又不得不潑他冷水：「唐慎微修訂《證類本草》，並不是只靠他一個人的力量，而是朝廷批准，提供他大批的人力、財力，他才能完成的。」

「我們也可以請求朝廷批准和幫忙啊！」

李言聞摸著鬍鬚，苦笑著，說：「太醫院是全國最高的醫療機構，集合了全國醫術高明的大夫，但他們連重修《證類本草》

的事都不敢提了，你想，朝廷會將修訂《本草》這麼重要的事，交給我們這種地位低微的江湖郎中來做嗎？」

李時珍知道父親說得沒錯，但修訂《本草》的事就這麼放棄嗎？

不，絕不！他認為身為一個大夫，應該有濟世救人的抱負，因此接著說：「爹，既然沒法子請朝廷幫忙，就我們自己來做吧！」

李言聞知道修訂《本草》是件工程浩大、困難重重的事，但看兒子心意如此堅定，也樂於助他一臂之力。

「好，就我們自己來做！」

從此以後，李時珍除了行醫之外，更博覽醫書、藥書，凡是能蒐集到的幾乎無一遺漏。他還閱讀了大量的經史子集，連跟隨鄭和下西洋的人所寫的沿途經歷和風俗習慣的書，他都不放過，

從中研究海外的藥物。他邊看書邊寫筆記，十年下來，他寫了好幾櫃子的筆記，累積了豐富的資料。於是，他開始動筆修訂《本草》。

不過，這件事說起來容易，做起來卻困難重重，尤其是藥物的形狀和生長環境，舊書裡雖有說明，卻說不清楚，又沒插圖可以辨識，常常令李時珍一個頭兩個大，不知道該如何是好。

李言聞知道兒子所遇到的困難，想了一下，問：「原本對蘄蛇不熟悉的你，是如何收集《蘄蛇傳》的資料呢？」

「我前往蘄蛇的產地實地觀察，還親自對牠的外型、習性和藥用價值加以研究，這些事爹你早就都知道啊，為什麼還……」看到李言聞臉上帶著富有深意的笑容，李時珍恍然大悟，興奮的說：「爹，你的意思是，對於《本

草》上所記載的藥物，有不清楚的地方，可以像蒐集《蘄蛇傳》的資料那樣，去各藥草產地實地觀察記錄，這樣，就可以弄清楚那些藥草的外貌、藥性、生長環境了？」

「沒錯！許多醫書只是互相轉抄，或是依著書本上的描述胡亂猜想，沒有去實地考察，所以才會有那麼多的錯誤發生。你在修訂《本草》時，不該再讓這樣的錯誤延續下去。」

「孩兒一定會用心去做的。」李時珍承諾說。

李言聞露出欣然的笑容，他相信以兒子實事求是的精神，絕對能編寫出一部錯誤最少的《本草》來造福人群。

知道解決方法後，李時珍非常高興，他先就近在蘄州一帶查訪。他為人謙虛，不恥下問，無論是種田的、捕魚的、打獵的、

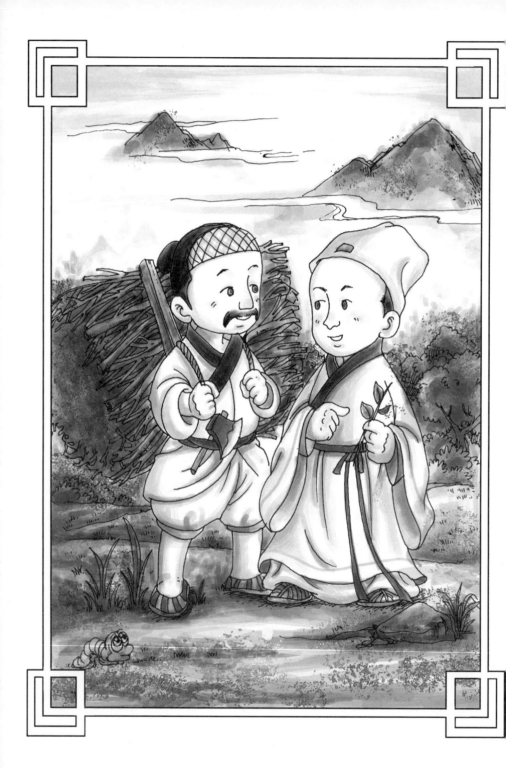

砍柴的，他都向他們請教。而他們也都十分熱心的協助他，將所知的各種農林漁牧常識告訴他，還幫他找到許多藥物標本。

但是，慢慢的，李時珍發現這個方法沒想像中容易，因為許多藥草產在全國各地，不但路途遙遠，更須跋山涉水，用自己一輩子的心力也不一定都到得了。而父親的年紀也已經很大，沒法子過於勞頓奔波。那麼，接下來該怎麼做才好呢？

當李時珍在為如何到各藥草產地考察的事傷腦筋時，武昌楚王因聽說李時珍醫術高超，治好不少人的疑難雜症，所以派人來找李時珍去幫他兒子看病。可是因楚王是出了名的壞脾氣，蠻橫又不講理，所以李時珍非常不願意去。

李言聞知道後，勸他說：「聽說楚王的兒子得了一種怪病，經

過許多大夫的醫治都沒有起色，你不妨去試試。除了可以歷練自己的醫術、增加見聞之外，如果有機會，還可以借重楚王在朝廷的力量，鼓動朝廷重新修訂《本草》，畢竟我們的力量實在是太微薄了。」

李時珍覺得父親的話很有道理，便應聘到楚王府去了。

經過細心的診療，李時珍發現楚王的兒子得的是氣厥症＊。在對症下藥後，楚王的兒子很快就康復了。楚王高興極了，擺筵席酬謝李時珍。

筵席進行到一半時，楚王笑著說：「李大夫果然醫術高明，妙手回春，所以本王希望李大夫能留在府中，擔任奉祠正兼管良醫所。」

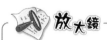放大鏡

＊氣厥症　病名，氣逆上而呼吸不順，進而昏過去。

　　雖然奉祠正是掌管祭祀樂舞等禮儀制度的正八品官，但李時珍對當官沒興趣，只對行醫救人和修訂《本草》有興趣。

　　他本想請楚王奏請朝廷批准修訂《本草》，卻又覺得時機尚未成熟，所以不敢貿然提出。他心想:「留在王府裡，日後應該有機會提出；況且我還兼管良醫所，就有機會閱讀王府珍藏的醫書，對日後修訂《本草》的事也有幫助。」

　　因此，李時珍便留在楚王府擔任奉祠正。

10 進太醫院

　　李時珍擔任楚王府奉祠正的五年期間，發現楚王渴望長生不老，非常迷戀提煉仙丹＊，因此中醫和草藥對他來說，只是一時治病之用，根本就不重視。在這種情況下，李時珍當然找不到適當的時機，請求楚王奏請朝廷批准修訂《本草》了。

　　不過，在楚王府的這段時間裡，李時珍看完了王府裡珍藏的圖書典籍，並到武昌附近的山川中觀察、採集各種藥材，所以不算虛度。

放大鏡

　　＊明朝中後期，從皇帝、大臣，到地方官員、鄉紳們，都流行花大錢請有名氣的道士作法，用水銀、雄黃、砒霜、丹砂、金、鋁、錫之類的東西煉成丹藥，吃下去以求長生不老當神仙。不過，因為這些藥材常含有劇毒，因此服用這些丹藥，不但沒有人成仙，還常常弄得重病纏身，甚至於一命嗚呼，像嘉靖皇帝就是吃了「金丹」而死掉的。

有一天，朝廷想要使太醫院的陣容更堅強，便下令召集全國名醫，集中到北京的太醫院，楚王推薦了李時珍。

得知可以到北京的太醫院，李時珍興奮的想：「這下有機會奏請朝廷批准修訂《本草》了！而且，太醫院是全國最高的醫學機構，有許多的名醫、珍貴的醫書和稀世的藥材。在那兒，一定可以學到更豐富的醫學知識。」

因此，李時珍收拾行李，興沖沖的趕赴北京的太醫院。

到了太醫院沒多久，李時珍就發現太醫院裡除了一些迷信巫術的庸醫外，很少有真才實學的人。而那些太醫們還常常放著要緊的正事不辦，整天忙著替皇宮裡的道士尋找煉丹的材料。幸虧太醫院裡有許多寶貴的藏書可閱覽，要不然，李時珍還真待不下去。

有一天，太醫們在議事閒聊時，有人問李時珍說:「李太醫，你對時下盛行的煉丹術有什麼看法?」

「一般人以為常久服水銀做成的丹藥可以成仙，這是錯的，因為水銀溫燥有毒，多服有害，甚至會讓人喪命啊!」

許多幫忙過皇宮道士尋找煉丹材料的太醫，聽了惱羞成怒，圍著李時珍憤怒的說:「簡直一派胡言!」

李時珍沒想到自己的直言竟然觸怒那麼多人，有些錯愕。不過，回過神來，他仍不畏強權，據理直言:「水銀本來就是一種絕陽蝕腦的東西，進入人體後，入骨鑽筋，吃多了絕對會要人命，這可由許多吃含有水銀『仙丹』而死掉的人身上得到證實。」

這個實證令那群太醫一時啞口無言，但他們很快反駁說:「那

是那些人沒有仙緣。雖然李太醫你的醫術不錯，但是說到提煉仙丹，卻不是你這種凡夫俗子能懂的，所以你少在那兒胡言亂語。」

「我……」李時珍才要開口申辯，就被那群太醫給打斷了。

「難道你的意思是說，我們幫皇宮道士尋找煉丹的材料，是在幫他們危害皇上嗎？」那群太醫不懷好意的問。

李時珍本來就這麼覺得，可是當他正要說出口時，卻被一個態度和善的太醫搶去發言權:「我想關於煉丹的事，李太醫只是隨意說說，不是有意批評，大家不必動怒！大家不必動怒！」

李時珍覺得這場架就算吵贏了，也是無法糾正時下的煉丹歪風，因此便沉默不語，不再反駁。而那群太醫卻幼稚的以為自己吵贏了，冷哼一聲，洋洋得意的離去。

　　在和事佬打圓場和李時珍的退讓下，一場風波才得以平靜落幕。

　　不過，自此以後，不願再和那些人談論煉丹、長生不老等荒唐事的李時珍，常獨自把太醫院的藏書一本又一本的研究，認真辨識中國和西方的藥材。

　　後來，李時珍治好王妃的惡疾，被皇帝封為太醫院院判＊。

　　當了院判李時珍很開心，可是並非因為升了官的緣故，而是因有更多機會查閱皇宮裡「國寶級」的醫書，這是當一般太醫所無法做到的。尤其當他發現太醫院裡，有宋仁宗時期篆書的《針灸經》石刻時，更是雀躍不已，立刻認真鑽研。

　　有一天，他腦海裡想著《針灸經》，信步走進太醫院裡的藥

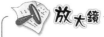

＊院判　相當於太醫院的副院長，地位很高。

王廟時，看見一尊閃閃發光的銅人豎立在殿中。那銅人身上的經絡，是用兩種不同顏色的金屬絲來顯示，脈絡分明，全身的穴位，更標示得一清二楚。

李時珍向前仔細一看，認出這是宋代醫官所鑄造的「腧穴銅人」，頓時欣喜若狂。因為小時候，他就曾經讀過《銅人腧穴針灸圖經》和《銅人針灸經》，不過因為從來沒有見過銅人塑像，只能自己想像，因此，總有一種霧裡看花般的不踏實感。現在，有幸能夠親眼目睹，他當然緊緊把握此良機。

從此，只要他有空，就蹲在銅人的面前仔細研究，常常一蹲就是大半天。最後，他還根據自己的實地經驗和對「腧穴銅人」的詳細研究，寫成了《奇經八脈考》這部書。

可是，李時珍最大的心願，

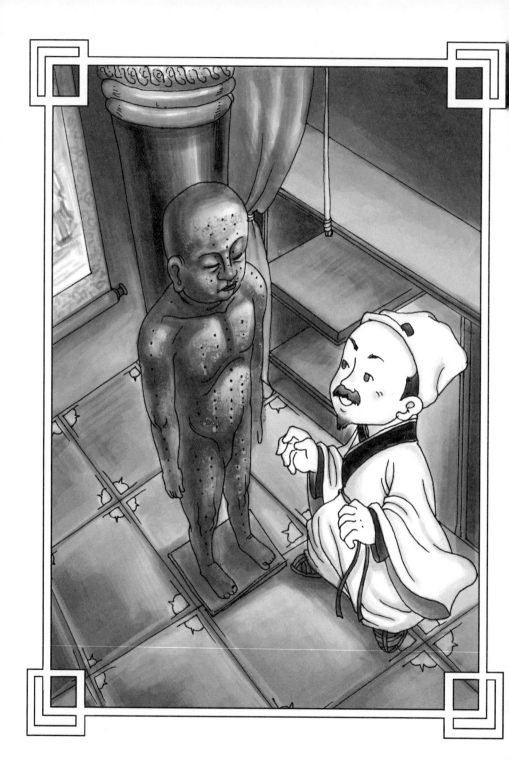

還是想奏請朝廷批准修訂《本草》。

李時珍看了越多的醫書，治過越多的疑難雜症，就越覺得修訂《本草》是件浩大、艱鉅的工作，必須由朝廷集合眾人的力量才能順利完成。因此，李時珍在奏請朝廷重修《本草》前，想請太醫院的太醫們協助支持，所以在太醫院會議時，便將自己的主張提出來。

不料，太醫們不是沉默不語，就是推說難度太高，甚至還有太醫不以為然的指著李時珍的鼻子罵：「你太狂妄自大了，竟然敢修《本草》！」

李時珍耐著性子解釋：「現在不論是民間流傳或是我們太醫院裡的《本草》，版本雖多，卻錯誤百出，不是一藥多名，就是多藥一名，不然就是藥草的外型、藥性敘述不清，這些都需要加以

修正，以免誤導行醫的人啊！」

「你以為你有點名氣，就可以任意刪改古人的經典？」

李時珍不卑不亢的解釋說：「在下只是想修訂《本草》裡的缺失，方便行醫的人使用，絕對不敢冒犯古人。」

先前跟李時珍有過衝突的那群太醫，冷哼的說:「哼！說得冠冕堂皇，實際上，你還不是只為了提高自己的名氣！」

話不投機半句多，而且看到這種情勢，李時珍明白自己的提議很難得到其他太醫的贊同，便不想再和他們多費口舌了。

不過，李時珍依然沒有死心，多次獨自上書給皇帝，想依靠朝廷的力量，好早日完成修訂《本草》的工作，造福黎民眾生。可惜皇帝只關心自己能不能長生不老，根本就不關心黎民百姓的生死病痛，當然就更不會去

關心《本草》需不需要修訂，因此沒理睬李時珍的提議。

得不到朝廷支持，李時珍雖然失望，卻不灰心喪氣，反而更堅定自己的信念，發誓無論如何，都要憑自己的能力，盡快修好《本草》，因為他覺得這是件急迫需要立即去做的事，絕對不可以再延宕下去了。

可是，他當太醫院的院判，有許多公事要忙，根本沒法子竭盡所能去修《本草》，這可怎麼辦呢？

他想，在太醫院當了一年多院判，該看的醫學藥學典籍都快看完了，一些北方所產的或是外國送來的藥材也都認識得差不多了，這裡實在沒什麼好留戀的，那麼，乾脆就不要再當官了吧！

主意一定，李時珍就向朝廷託病辭官。無官一身輕的他，繼續為他的理想努力奮鬥。

11 斡克多瑪法

　　雖然李時珍離開家鄉多年，非常想念家人，但是辭官後，他並沒有立刻返回家鄉，因為他覺得東北人參是中國的藥中之奇，所以想趁地利之便，先到人參產地的長白山去實地考察，好收集一些人參的資料來修訂《本草》。

　　主意打定後，李時珍立刻寫信回去告知家人，然後收拾輕便的行李出發。

　　到了山海關，李時珍才想到長白山是在山海關外，而出了山海關就是蠻夷之地，自己人生地不熟的，做起事來相當不方便，因此，便先在山海關當地，找了一個老實可靠、熟悉長白山環境的獵人當嚮導。

　　準備妥當後，他們便往長白

山出發。走了好些日子，歷盡了千辛萬苦，他們才爬上了長白山上的五女峰。

由於山勢陡峻，山路崎嶇難行，因此，當汗流浹背、氣喘吁吁的李時珍看到樹蔭下有塊大石頭，立刻坐下來休息。他打開水壺要喝水時，才發現水壺裡的水已經喝光了。

嚮導見了，說：「你在這兒休息一下，我去找水，別走開喔！」

「好……謝謝！」李時珍擦著汗、喘著氣說。

叮嚀好李時珍後，嚮導便放心的離開了。

休息一會兒後，恢復些精神的李時珍，好奇的四處走動張望。

他原先謹記嚮導的叮嚀，不敢離開原地太遠，以免迷路；可是，當他追尋著各種藥草的蹤影，這邊看看，那邊瞧瞧；左邊

嗅嗅，右邊嚐嚐，漸漸的沉浸在採集到珍奇藥草的喜悅中，便忘了嚮導的叮嚀。等他回過神，才發現他找不到來時路了。這下該怎麼辦呢？

「喬勇！你在哪裡？」驚慌的李時珍，邊叫著嚮導的名字，邊在濃密的樹林裡四處穿梭找尋來時路。這麼盲目的走來繞去，竟然走到另一處山坳之中。走到這裡，又疲又累的他已經再也走不動了，便先坐下來休息。

忽然，他聽到密林深處傳來腳步聲，以為是嚮導來找他了，心裡振奮不已，立刻開心的大聲呼救：「喬勇！我在這裡！我在這裡！」

可是，當他看清楚來人時，一顆心嚇得差點跳出來，因為來人是一群身穿滿服氈帽、手持刀槍的女真巡邏兵。唉！真是「屋漏偏逢連夜雨」啊！

　　那群女真巡邏兵一看到李時珍，立刻圍了過來，用滿語問：「你是誰？為什麼會在這裡？」

　　幸虧在太醫院時，李時珍曾跟一些女真人接觸過，也學了些簡單的滿語，因此聽懂他們的問話，還能用不太熟練的滿語解釋說：「我叫李時珍，是個大夫，來這裡是為了採人參。」

　　巡邏兵們難以置信的問：「漢族的大夫，怎麼可能千里迢迢來這兒採人參呢？」

　　「因為我想實地研究人參，所以才……」

　　李時珍話還沒說完，就被另一巡邏兵不耐煩的打斷：「少囉唆！你一定是來這兒探聽軍情的奸細！」

　　李時珍聽了，心急的辯解，說：「我真的只是個大夫，不是奸細……」

　　可是女真巡邏兵們不相信李

時珍所說的話，百口莫辯的他，就這麼被女真巡邏兵給抓走了。

一聽到抓到奸細，大頭領立刻親自審問；但，審問了許久，也沒問出什麼端倪來。不過，謹慎的他仍決定「寧可錯殺一百，也不誤放一人」。

「來人！把他推出去斬了！」

「你們不可以亂殺無辜！你們不可以這樣！」雖然李時珍強力抗議，可惜並沒有受到理會。

但是，當他要被推出去時，大頭領突然靈機一動，沉聲問：「你真的是大夫？」

李時珍又急又無奈的回答說：「我的確是大夫，我已經說過很多次了。」

大頭領忽然扯開袖子問：「那我這手上的傷，你醫得好嗎？」

李時珍心裡明白，這是大頭領給他的試驗。他雖然氣女真人的不講理，卻仍基於大夫的本

能，上前認真診看，說：「你這只不過是金創傷＊罷了！」

「如果只是普通的金創傷，為何會一直潰爛好不了？」

「因為你在敷藥時，傷口感染，才會一直潰爛好不了。只要用草藥煎水擦洗，再敷上膏藥，不出七天就可以痊癒了。」

「不出七天就可以痊癒？」大頭領相當詫異，因為他沒想到李時珍竟然敢說可以在這麼短的時間裡治好。「那你最好在七天內醫好我的手；如果醫不好，我就要你的腦袋。」

李時珍並沒有被大頭領的話嚇到，因為他對自己有信心。

在李時珍的細心診治、照料下，大頭領的手傷果然在七天內痊癒，令女真人嘖嘖稱奇，相信李時珍不但是個大夫，還是個醫

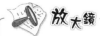

＊金創傷　被刀刃所傷的傷口。

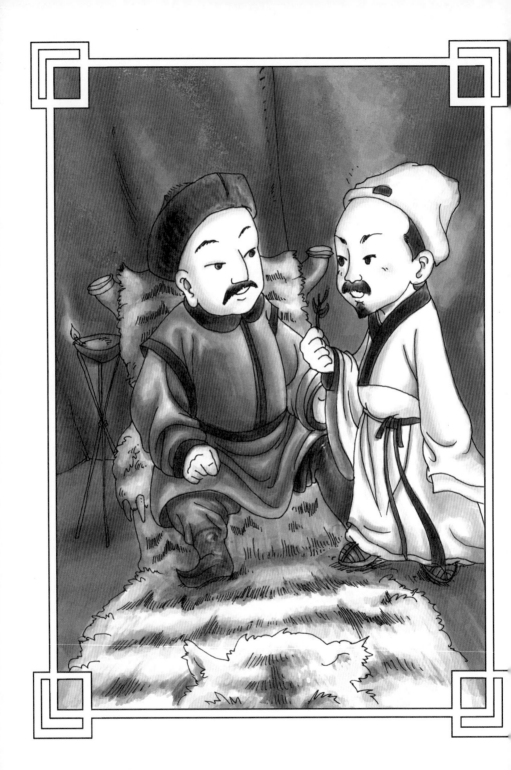

術高明的大夫。

由於女真族裡，沒有像李時珍這樣醫術高明的大夫，因此，大頭領便將他留在兵營裡，為士兵們治病。

急著為《本草》蒐集資料的李時珍，本來不願意留在女真族的兵營裡，後來看見女真人因不懂醫術，常為一些平常的疾病所苦，熱心助人的他這才留下來，盡心盡力教導他們如何辨識藥草、如何治療疾病。

經過一段時間的相處，女真人發現李時珍雖然是漢人，卻真心誠意教導他們醫藥方面的知識，因此對他深具好感，覺得他像一家人一樣。因此，大家都叫他「幹克多瑪法」，也就是漢語「醫生爺爺」的意思。

李時珍雖然身在女真人的兵營中，卻沒忘記他來長白山的目的，所以常利用空閒時，四處蒐

集長白山上的藥草，製成標本或畫成圖譜，再加上文字的敘述，以作為修訂《本草》的資料。

轉眼間，他在女真人兵營裡已好幾個月了。近日來，每當夜深人靜時，思鄉的情緒總是湧上他心頭：年事已高的雙親身體可好？賢妻是否安然無恙？孩子們的工作順利嗎？孫子們現在應該很大了吧……濃濃的鄉愁讓李時珍好想家。因此，便向大頭領提出回鄉的要求。

大頭領聽了，驚慌的問：「幹克多瑪法，是我們招待不周嗎？」

「不是的，你們待我非常的好。」

「那，為何幹克多瑪法你還要走呢？」

「我離家太久了，非常想念家人，才要離開。」

「可是，我們族人都很喜歡你，捨不得你走。」

「我也很喜歡你們，但，我真的非常想念我的家人，非常想回家，希望大頭領能成全。」

大頭領見李時珍思鄉情切，執意要回故鄉，只好同意說：「斡克多瑪法，謝謝你教導我們族人許多醫藥方面的知識，我們會永遠想念你的。」

「我也會想念你們的。」

雖然離情依依，但想家的李時珍還是忍痛揮別女真人。

臨行時，全營的女真人都來送行，大頭領還送給李時珍許多珍貴的人參和藥材，以謝謝他對女真人的幫忙；為了安全，他還派人一路護送李時珍到山海關。

到了山海關，李時珍立刻雇用馬車，將他從長白山帶回的百株人參標本、圖譜和一些動物皮毛，馬不停蹄的送回蘄州。一路上李時珍非常興奮雀躍，因為他要回家了！

12 興建「邁所館」

從長白山回到故鄉蘄州的李時珍，見到家人萬分高興。

家人對李時珍在外地行醫的遭遇很感興趣，一直問這問那，好像有問不完的話似的；而李時珍也問家裡這幾年來發生了哪些事，巴不得把老老少少、上上下下、大大小小的事情都問清楚，以彌補這幾年他不在家的遺憾。

直到深夜，大家聊累了，才紛紛回房去睡，只剩下李時珍和大哥李果珍。

「大哥，很高興你回來了。」

「這句話應該是我對你說的吧！我雖然出外謀生多年，可比你早好幾年就回鄉了。」

「對喔！我差點兒忘了。」李時珍朗然一笑，接著說：「大哥，沒想到離鄉多年的你，回鄉後會

下定決心跟著爹習醫，當大夫。」

「做過許多行業後，我發覺我還是比較喜歡行醫救人，就算郎中沒社會地位，令人瞧不起，也不管了。」

「對呀，行事但求無愧於心，造福人群，其他就無需在意了。」李時珍心有戚戚焉的說。

「還有一件事要謝謝你。」

「什麼事？」

「你知道我身體不好，又沒子嗣，為了讓我有人照料，便將你的第四個兒子建木過繼給我，這件事真的非常謝謝你。」

「沒什麼，大家都是一家人嘛。」

李果珍露出欣然的笑容說：「還是要謝謝你。我聽爹說，你有心要修訂《本草》，這是件非常有意義的事，到時候如果有什麼我可以幫上忙的地方，一定要告訴我，讓我也能盡些心力。」

「修訂《本草》是件浩大艱難的工作，我需要許多人幫忙，當然不會漏掉你囉。」

「我一定會鼎力相助的。」

和大哥道過晚安回到房裡，看到妻子吳氏，李時珍由衷感謝的說：「我不在家的這幾年，辛苦妳了。謝謝妳幫我對父母盡孝。」

「這是我應該做的。」

「也謝謝妳把孩子們教得那麼好。」

他們的大兒子建中任四川蓬溪縣令，三兒子建方在荊王府當太醫，二兒子建元和四兒子建木除了繼承父業當起大夫外，也都考中秀才。兒子們的成就，令李時珍與有榮焉。

「他們有你這個仁心仁術、以身作則的父親作楷模，根本就不需要我費心力教導。」

雖然兩人已結髮多年，李時珍還是被妻子誇得臉都紅了，

但，他還有一件事要感謝妻子：「謝謝妳對我修訂《本草》的支持，還幫我整理資料。」

「雖然我是個婦道人家，卻也了解修訂《本草》的重要，所以很高興我能幫上忙。」

「要是皇上和太醫院的太醫們也有妳這樣的見識，修訂《本草》的事就可以早日完成了。」李時珍感嘆的說。

吳氏笑著說：「反過來說，因為沒有他們在旁掣肘干預，所以更能依你自己的理想來修訂《本草》，這樣不是更好嗎？」

「對啊！我怎麼沒想到這個呢？妳真是個智者啊！」

有了家人的支持與鼓勵，李時珍更樂觀積極的投入修訂《本草》的工作。當他整理長年所蒐集的藥草標本、所記的筆記時，發現幾年累積下來，資料太多，家裡已經擺不下了，因此跟家人

商量後，便在雨湖北岸一個叫紅花園的地方建了新宅。

新的宅院緊靠湖邊，只要打開窗戶，湖光山色便盡收眼底，因此李時珍便自號為「瀕湖山人」。新的宅院占地也很大，庭院可種四季花草，後院可開闢出一畦畦的藥圃，非常寬敞舒適。李時珍想到《詩經》裡曾提到「蘄」有寬敞舒適的意思，便將自己的新居命名為「蘄所館」。

在「蘄所館」裡，李時珍非常忙碌，既要行醫，又忙於整理這些年他為修訂《本草》所收集的資料，還要忙於他所撰寫的第三部醫學著作《瀕湖脈學》＊，但能為自己的志趣努力，他仍忙得很開心。

放大鏡 ＊《瀕湖脈學》完成於西元 1564 年（明嘉靖 43 年）。主要是講脈象二十七種，對於脈的體狀、相類、主病，都以七言歌的形式，做了比較詳細的介紹。

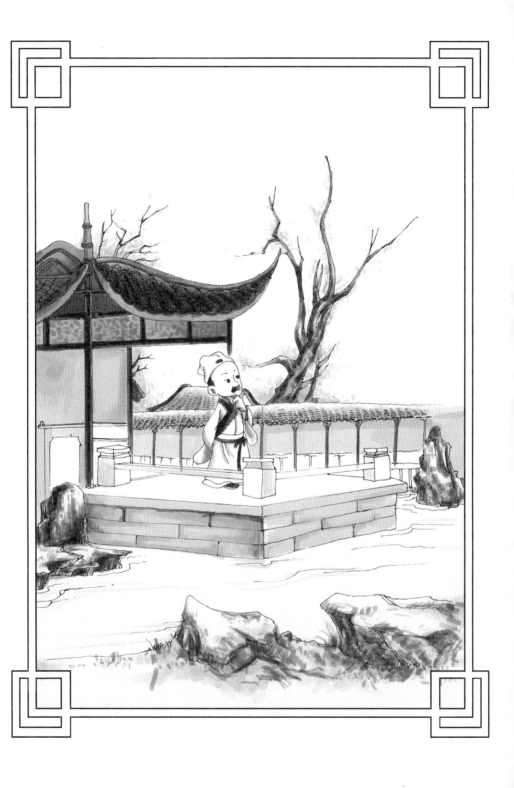

13 收個好徒弟

　　李時珍回到家裡不久，就發現有個十七、八歲的年輕小夥子常來家裡幫忙，無論是遞針拿藥或是幫忙打雜，都挺勤奮的，所以李時珍蠻欣賞他。

　　可是，說他是店裡請來的夥計，卻有時又沒見到他來；說他不是店裡請來的夥計，卻又時常在藥鋪裡出現。

　　有一天，李時珍忍不住問妻子說：「常來藥鋪幫忙的那個小夥子是誰？」

　　「是以前常來我們家掃地抹桌子的那個小螃蟹啊，你不記得了啊？」

　　「小螃蟹……是住在西街那個砍柴的龐大叔的孫子龐憲嗎？」

　　「對，就是他。那孩子也挺可憐，從小就沒了爹娘。聽龐大

叔說，龐憲自從爹娘被瘟疫奪走性命後，就發誓要當個救人濟世的大夫，可惜家裡窮，連拜師的酒菜都辦不起。唉……」吳氏忽然靈機一動，說：「乾脆你收他為徒好了。」

「那孩子挺聰明機靈的，我也蠻欣賞他。只是龐憲如果拜我為師，就得跟著我採藥尋方四處跑，那龐大叔誰來照料啊?」

李時珍的話被剛進門的龐大叔聽到，立刻說：「老漢身體非常硬朗，不需要人照料。只希望李大夫你不嫌棄，收我這苦命的小孫子為徒。」

「這……」李時珍有些為難。

機靈的龐憲立刻往地上一跪，說：「師父，請您收我為徒，我一定會認真學習，當個像您一樣的好大夫。」

李時珍聽了，朗聲一笑，

說：「好，你這個徒弟我收下了！」

就這樣，李時珍收下龐憲當他第一個徒弟。

這日，他們師徒倆要到一座大山挖採藥草。走著走著，忽然聽見前方傳來一陣陣嚎啕聲，他們趕緊上前探看到底發生了什麼事。

來到水潭邊，看到人群中有一個中年男子和一個年輕女子抱頭痛哭，龐憲向旁人詢問說：「發生什麼事了？」

旁人見他們是外地人，立刻七嘴八舌的向他們敘說整件事的來龍去脈。李時珍師徒才知道，那中年男子叫何打魚，和那年輕女子是父女。可是不知道什麼原因，何姑娘還沒結婚，肚子卻一天天大了起來，她怕羞不敢跟家人說，所以何打魚也不知道這件事。直到今天，何姑娘所婚配人家的花轎來迎娶時，發現新娘竟

然已經挺著大肚子，氣得當場退婚。何打魚沒想到女兒竟然做出這種丟人現眼、傷風敗俗的事來，氣得把她大罵一頓，還說有這麼不知檢點的女兒還不如沒有。

萬分委屈的何姑娘，被相依為命的父親這麼一激，就真的扭頭跑出家門，跳下水潭，幸好路過的鄉親看到了把她救起來。那何打魚得知消息，焦急的趕到水潭邊，他只是一時氣話，沒想到竟然差點逼死女兒，懊悔萬分，便抱著女兒一起痛哭。

聽了事情的原委後，龐憲說：「真可憐！可是，一個清清白白的大姑娘，為何會挺個大肚子呢？」

李時珍心裡也有這個疑問，便上前去仔細的打量何姑娘一番，說：「何姑娘是生病了，不是懷孕。」

　　眾人聽了萬分詫異，有人忍不住開口問：「什麼病會使肚子鼓起來呢？」

　　李時珍熱心的幫何姑娘診脈。一會兒後，他語出驚人說：「何姑娘肚子裡的是蟲，不是娃娃。」

　　對李時珍說的話，眾人都半信半疑。可是，當何姑娘服了李時珍所開的驅蟲草藥後，才幾天的時間，便排出許多螞蟥＊，肚子也消了時，眾人就都信服了。

　　事後，何打魚淚流滿面，感激的說：「李大夫，你真是我們家的大恩人啊！」

　　「先別忙著謝。」李時珍看著何打魚那一跛一拐的腳說：「你這筋骨病＊要趕緊就醫，再拖下去的話，可能會癱瘓了。」

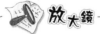

＊螞蟥　大的水蛭，不能吸血，只能捕食小動物。

＊筋骨病　就是現在所說的「嚴重的風濕性關節炎」。

何姑娘一聽，急著跪下磕頭說：「李大夫，求求你趕緊幫我爹醫治。求求你！」

「何姑娘快請起。其實治療筋骨病的方法並不難，只要用鯽魚和金蕎麥＊一起煮，吃了不出十天，病情就能好轉，半個月後就能健步像常人一樣了。」

何打魚撫著患有筋骨病的左腳，激動的問：「我的腳真的半個月就能痊癒，像正常人一樣走路嗎？」

看到李時珍點點頭，何打魚父女倆都開心的笑了。

急著想治好父親的病的何姑娘，想到一個問題：「鯽魚煮金蕎麥──鯽魚好辦，我們水潭裡有，下潭捕就有了。可是這金蕎麥長什麼樣啊？要去哪裡找啊？」

放大鏡

＊金蕎麥　野生植物，莖是紅色的，果實是金色的，因長得跟蕎麥很相像而得名，有健胃去風濕的功效。

　　李時珍這才想起，金蕎麥雖是藥鋪裡常用的藥，可是一般老百姓卻很少人認識它，而這窮鄉僻壤又沒有藥鋪，該怎麼辦呢？

　　「師父，我帶何姑娘上山去找金蕎麥，順便教她如何辨識。」

　　「好，這件事就由你負責。」望著龐憲，李時珍欣喜的說。

　　在李時珍師徒的治療下，何打魚沒多久病就好了。

　　歸途中，李時珍望著龐憲，越看越滿意，因為從收龐憲為徒以來，越覺得龐憲是個勤奮機靈的孩子。

　　當他幫人治病時，龐憲就在旁遞針拿藥，學習如何診病。

　　當他寫書時，龐憲就幫忙整理藥草的標本與資料。

　　當他在藥園栽種藥草時，龐憲就幫忙拔草澆水，順便記下藥草的外型與功效。

　　當他像現在治病之餘，要去

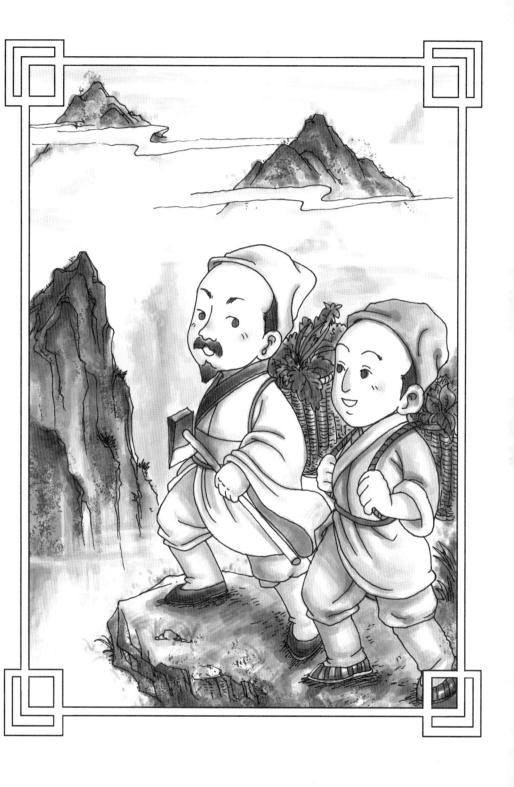

尋找各式各樣的藥材和藥方時，龐憲也跟著他穿著草鞋，背著藥筐，拿著鋤頭，艱辛的爬過一山又一山，從無怨言。

因此，對龐憲這個徒弟，李時珍相當滿意，覺得自己真是收了個好徒弟。

14 家人一條心

日子在忙碌中一天天過去，不知不覺中，李時珍回蘄州已一年多了。在這段時間裡，李時珍建了「蒞所館」，完成了第三部醫學著作《瀕湖脈學》，並對所蒐集的醫藥資料作了初步整理，還收了個好徒弟，算是過得非常充實。只是近來，李時珍的眉宇卻越來越深鎖。

一日，二兒子李建元、三兒子李建方和四兒子李建木到書房向李時珍問安時，忍不住關心的問：「爹，您最近常愁眉不展，是不是有什麼事讓您煩心？」

李時珍嘆了口氣說：「在修訂《本草》時，發現這幾年所蒐集到的醫學、藥物方面的資料雖然不少，但仍然有許多藥草的特性不清不楚的，卻又沒有找到實物

……」

「爹您打算怎麼做？」李建木問。

「如果就這麼草草的照舊抄寫記述，未免太不負責任，也失去我想重修《本草》的用意。因此，我打算再度離開家鄉，到江南一帶，甚至是雲南等地，去實地考察和採集標本。」

「爹還要出遠門？」二兒子李建元詫異的問。

李時珍點點頭，回答說：「建中在四川當官，我已經寫信要精通醫術的他，多留意蒐集四川的藥材。而廬山、江浙、北京、東北這些地方，我已經去過了，所以這次打算到江南、雲南等地，再折轉經武當山回蘄州。」

「我陪爹一起去。」李建元說。

李時珍搖頭說：「我不在家，家裡的重擔得由你來挑起。除了

行醫、打理藥鋪生意外，你娘的年紀也大了，需要人照料。」

「爹，讓我陪您一起去吧！」三兒子李建方說。

「你現在在荊王府當太醫，怎麼可以隨意離職呢？而且，你還有妻小要照顧呢。」

「那我……」四兒子李建木才剛開口，就被李時珍打斷了。

「建木，你更不行！你要照顧兩代老人家，擔子更重、更不能離家太遠。」

為了讓李時珍專心修《本草》，大哥李果珍早將年老的父母接去同住，因此，已過嗣給李果珍的建木，需負起照顧兩代老人家的責任。

看著三個兒子，李時珍欣慰的說：「你們的孝心，爹都明白，只是你們都有職責在身，並不適合跟爹長年在外奔走。」

「但是，我們又怎麼放得下

心，讓您孤單一人，跋山涉水、餐風露宿的去外地尋醫問藥呢？」

「有我陪著，師父怎麼會是孤單一人呢？」一直靜立在旁的龐憲出聲說。「我會好好照顧師父的，你們不必擔心。」

「對呀！有龐憲陪著我，你們不必擔心啦！」

確定父親有人可照料後，李建木兄弟三人才放下心來。

這時，十來歲的李樹初＊一進門，聽到大人們說爺爺要去很遠的地方蒐集修訂《本草》的資料，立刻貼心的說：「爺爺，我陪您去，當您的小幫手好不好？」

李時珍聽了高興的摸著李樹初的頭說：「我們的小樹初真乖、真懂事呀！等爺爺訪藥尋方回來

放大鏡

＊李樹初是李建中的兒子，李建中在四川擔任蓬溪縣令時，他就留在蘄州祖父母身邊就讀，後來過嗣給沒有孩子的李建木。

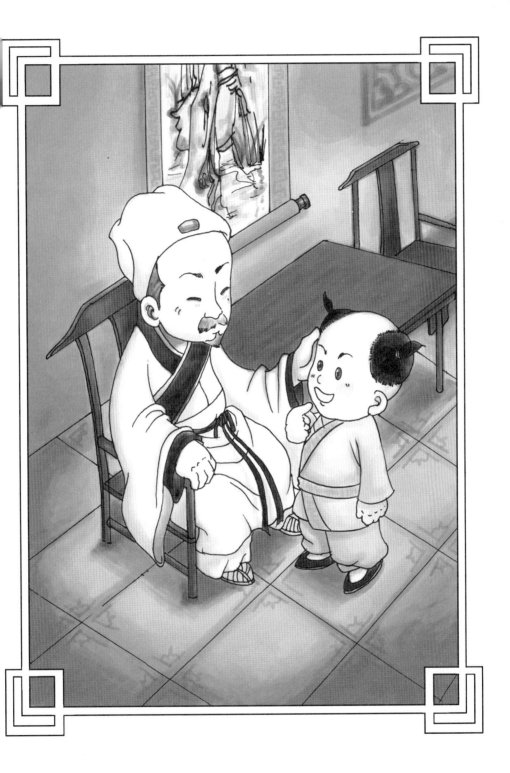

後，你再來當爺爺的小幫手，好不好？」

「好！」聽到可以當爺爺的小幫手，李樹初高興的拍著手說。

在經過一段時間的準備後，四十八歲的李時珍便帶著龐憲搭船往江南出發，為蒐集修訂《本草》的資料繼續努力。

15

四處訪藥尋方

　　李時珍帶著徒弟龐憲出遠門尋找藥材，他們有時搭船，有時坐驛車，有時騎小驢子，沿路向藥商和藥農請教。在路上，他們不只留心藥材，還隨時蒐集許多治病的方法。

　　當他們在湖南郴州境內採藥時，路過一處鴨棚，便進去與鴨棚老闆聊聊天，順便休息一下。閒聊中，聽到鴨棚老闆說鴨子的唾液可以溶解魚刺，李時珍十分驚訝的說：「怎麼可能？」

　　鴨棚老闆解釋說：「我看鴨子吃田螺時，要是一口吞不下去，就會把它含在嘴裡，用唾液溶解一下，再脖子一伸，咕嚕咕嚕就吞下去了。由此可見鴨子的唾液可以溶解螺殼。我突發奇想，覺得鴨子的唾液可以溶化螺殼，應

該也可以溶解魚刺，便去試試。沒想到一試，果然靈驗。」

「想不到鴨子竟然也能當郎中！」

可是李時珍還是覺得這太不可思議，便找機會試了，沒想到真的有效。日後，他便用這個簡單又不必花錢的法子，幫人治療魚刺或肉骨頭卡在喉嚨的病＊。

有一天，李時珍因摸黑趕路扭傷了腳，雖然用藥內服外敷，但扭傷的腳，仍然腫得像饅頭一樣大，痛得他寸步難行。

龐憲看了好心急，問：「師父，有沒有什麼特效藥，可以讓你立刻消腫止痛？」

李時珍搖搖頭說：「這種扭傷哪有那麼快就好？」

一群從廣西來的江湖賣藝的

放大鏡

＊用鴨子的唾液來化解魚刺，是一種民間傳說的治療方法，沒有科學根據，所以不要輕易嘗試。

人，聽到他們倆的對話，看了看李時珍的腳傷，好心的從布包裡拿出一味藥草，說：「這是我們家鄉專治跌打損傷、化瘀活筋的藥草，我們出外賣藝混飯吃都是靠它，你不妨試試。」

李時珍一試，扭傷果然好多了，便立刻去向他們討教。

賣藝的人從龐憲的介紹，得知李時珍是有名的大夫，立刻推辭說：「不敢當，我們只是跑江湖賣藝的粗人，怎麼能當你的師父呢？」

「各位能識我所不能識的藥材，能治我所無法治的病症，怎麼不能當我的師父呢？」

這些跑江湖賣藝的人，一向遭人白眼看不起，見李時珍這麼敬重他們，都非常感動，便不藏私的告訴李時珍那味化瘀活筋藥材的外型和藥效，李時珍邊聽邊將他們的話詳細記錄下來。

「對了，這藥叫什麼名字？」李時珍問。

「因為它要長三到七年才能作藥，所以我們叫它『三七』*。」

「三七！既是藥名，又可以告訴人們採挖時間，這藥名取得好。」

再和這些江湖賣藝的人多聊時，李時珍發現他們除了三七之外，還有許多醫治跌打損傷方面的特效藥，有許多藥草、藥名，都是他沒看過或聽過的。好學的他，哪捨得錯過現成的好師父呢？當下立刻改變原本打算從郴州出發後去廣西、雲南一帶的行程，決定跟著這些江湖賣藝的人走。

因這些江湖賣藝的人，白天要到市集賣藝賺錢，所以每到一

放大鏡

＊「三七」又叫「田三七」，是治跌打損傷、化解瘀血、活絡筋骨的一種藥材，以廣西田陽所生產的最好。

個地方，李時珍師徒白天就上山採藥，晚上再向他們討教，增廣見聞。

到了荊州，李時珍聽到有句俗諺說：「病要好，要吃女兒山＊上草。」想見「女兒山上草」廬山真面目的他，只得跟那些江湖賣藝的人分道揚鑣，朝女兒山前進。

在上女兒山前，李時珍因幫荊州府一個官員治病，才得知大兒子李建中，將從四川調到雲南當永昌府通判，高興得立刻寫一封家書，託人帶給建中，要他幫忙蒐集四川、雲南一帶的奇藥單方，畢竟中國地大物博，處處都靠自己去跑是不可能的。

為了節省時間，李時珍決定兵分兩路，要龐憲到房州採集黃

＊女兒山　在武當山東南麓，是襄河平原的一座名山，相傳有七十二個山谷，三十六座山峰，高達一千一百多公尺。

連標本，然後再到女兒山和自己會合。

「師父，我不在身邊，你凡事要多加小心喔！」龐憲不放心的說。

「放心啦！我不會有事的。倒是你，自己要多加保重。」

送走龐憲後，李時珍便獨自揹著藥簍上女兒山。

女兒山在武當山東南麓，是襄河平原的一座名山。剛上山時，李時珍安步當車挺愜意的；可是，越接近中午，陽光越強，火辣辣的太陽曬得李時珍汗流浹背，皮肉更像烤焦似的疼痛不已。李時珍又熱又渴，急得找水喝。沒想到累極了的他，一口氣喘不過來，頓時眼冒金星，天旋地轉，摔倒在地。他想爬起來時，腸胃又抽搐起來，疼得他蜷成一團，動彈不得。

這時，一位居住在附近的老

樵夫剛好經過，看到了李時珍，便先將他帶回家救治。

老樵夫的妻子見躺在床上的李時珍一直抱著肚子喊疼，便拿出一帖膏藥貼在李時珍的肚臍上。李時珍先感到涼，一會兒又覺得熱。沒多久，肚子裡的氣排泄出來後，整個人就舒服多了。

道謝後，李時珍立刻請教他們說：「你們幫我貼的是什麼膏藥，這麼好用？」

「野薤搗碎後，用蒼耳葉沖溶和成的膏藥！」老樵夫回答說。

「這野薤生長在什麼地方？」李時珍急著問。

「女兒山遍地都是，我們把它當菜吃。」老樵夫的老婆回答說。

老樵夫接著說：「我們這兒有一句俗諺說：『病要好，要吃女兒山上草。』指的就是它呀！」

「真的？」李時珍驚喜的問。

「當然是真的。」

在老樵夫的帶領下，李時珍來到女兒山的仙鶴頂，果然看到遍地又大又綠的野薤。他立刻蹲下仔細觀察，發現這野薤葉子細長，花紫色，地下有像蒜頭的鱗莖。他覺得有些眼熟，便把鱗莖放進嘴裡嚼了嚼，果然有一股辛辣味，立刻認出這野薤就是薤白，具有消腫、化瘀、止痛的功效，但舊《本草》說它生長在平川的高山上，而且長得細小，產量又少，所以非常珍貴，沒想到這女兒山的薤白不但多又大，簡直成了「仙薤」了。因此，不禁開心的說：「這女兒山真是一座薤山啊！」＊

放大鏡

＊據《谷城縣地明志》記載，李時珍在女兒山採到一枚碗口大的薤白，人們覺得一般的薤白長不了這麼大，認為它是一枚仙薤，是薤神特別獻給李時珍的。因此，後來官府就改女兒山為薤山。

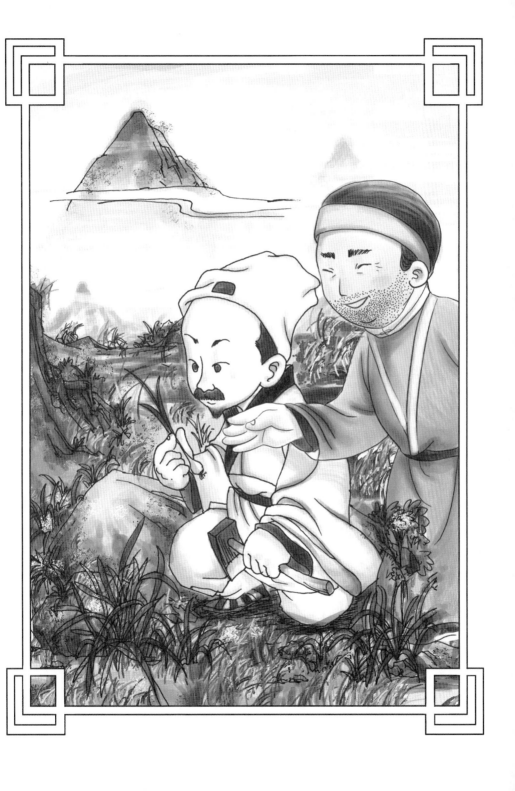

　　閒談中，老樵夫得知李時珍從蘄州千里迢迢而來，就是為了採藥尋方，立刻熱心告知：「再往山頂走，有一戶姓胡的祖孫，他們除了專門挖金釵外，對許多藥草也相當精通，你可以去跟他們討教討教。」

　　李時珍聽了高興得不得了。因此，在打聽清楚胡家祖孫的住處和狀況後，便開心的向老樵夫道別。

16 收個女徒弟

　　得知胡家祖孫住在女兒山白雲峪的雨淋寨後，李時珍立刻趕去。

　　天黑時，李時珍才趕到雨淋寨附近，卻又碰到下雨。

　　天雨路滑已經夠難走了，倒楣的他還遭到狼群攻擊。幸虧危急時，住在附近一個年近七十歲的老爺爺趕來，才幫他解了圍。

　　李時珍隨老爺爺到他居住的茅草屋作客，一坐下來，便覺得臉和手癢得不得了，就著燈光一看，才發現兩隻手已腫得像發酵的饅頭一樣，上面還有許多紅疹子，嚇了一大跳。

　　老爺爺看到他的臉和手，詫異的說：「呀——你中了地灰包的毒了！」

　　「我為什麼會中了地灰包的

毒ㄉㄨˊ？」李ㄌㄧˇ時ㄕˊ珍ㄓㄣ莫ㄇㄛˋ名ㄇㄧㄥˊ其ㄑㄧˊ妙ㄇㄧㄠˋ的ㄉㄜ˙問ㄨㄣˋ。

「可ㄎㄜˇ能ㄋㄥˊ剛ㄍㄤ剛ㄍㄤ在ㄗㄞˋ樹ㄕㄨˋ林ㄌㄧㄣˊ裡ㄌㄧˇ，你ㄋㄧˇ碰ㄆㄥˋ到ㄉㄠˋ了ㄌㄜ˙地ㄉㄧˋ灰ㄏㄨㄟ包ㄅㄠ才ㄘㄞˊ會ㄏㄨㄟˋ這ㄓㄜˋ樣ㄧㄤˋ。我ㄨㄛˇ們ㄇㄣ˙這ㄓㄜˋ裡ㄌㄧˇ的ㄉㄜ˙地ㄉㄧˋ灰ㄏㄨㄟ包ㄅㄠ像ㄒㄧㄤˋ麻ㄇㄚˊ雀ㄑㄩㄝˋ蛋ㄉㄢˋ一ㄧˊ樣ㄧㄤˋ大ㄉㄚˋ，一ㄧˋ層ㄘㄥˊ白ㄅㄞˊ皮ㄆㄧˊ包ㄅㄠ著ㄓㄜ˙一ㄧˋ層ㄘㄥˊ黑ㄏㄟ灰ㄏㄨㄟ，如ㄖㄨˊ果ㄍㄨㄛˇ弄ㄋㄨㄥˋ破ㄆㄛˋ了ㄌㄜ˙，沾ㄓㄢ到ㄉㄠˋ哪ㄋㄚˇ兒ㄦˊ，哪ㄋㄚˇ兒ㄦˊ就ㄐㄧㄡˋ會ㄏㄨㄟˋ發ㄈㄚ癢ㄧㄤˇ發ㄈㄚ腫ㄓㄨㄥˇ出ㄔㄨ紅ㄏㄨㄥˊ疹ㄓㄣˇ子ㄗ˙，就ㄐㄧㄡˋ像ㄒㄧㄤˋ你ㄋㄧˇ這ㄓㄜˋ樣ㄧㄤˋ。」

聽ㄊㄧㄥ了ㄌㄜ˙老ㄌㄠˇ爺ㄧㄝˊ爺ㄧㄝ˙的ㄉㄜ˙話ㄏㄨㄚˋ，李ㄌㄧˇ時ㄕˊ珍ㄓㄣ才ㄘㄞˊ知ㄓ道ㄉㄠˋ病ㄅㄧㄥˋ因ㄧㄣ，但ㄉㄢˋ又ㄧㄡˋ癢ㄧㄤˇ又ㄧㄡˋ痛ㄊㄨㄥˋ的ㄉㄜ˙他ㄊㄚ更ㄍㄥˋ急ㄐㄧˊ著ㄓㄜ˙想ㄒㄧㄤˇ知ㄓ道ㄉㄠˋ該ㄍㄞ如ㄖㄨˊ何ㄏㄜˊ診ㄓㄣˇ治ㄓˋ：「你ㄋㄧˇ們ㄇㄣ˙知ㄓ道ㄉㄠˋ該ㄍㄞ怎ㄗㄣˇ麼ㄇㄜ˙解ㄐㄧㄝˇ地ㄉㄧˋ灰ㄏㄨㄟ包ㄅㄠ的ㄉㄜ˙毒ㄉㄨˊ嗎ㄇㄚ˙？」

「當ㄉㄤ然ㄖㄢˊ知ㄓ道ㄉㄠˋ，而ㄦˊ且ㄑㄧㄝˇ治ㄓˋ療ㄌㄧㄠˊ的ㄉㄜ˙方ㄈㄤ法ㄈㄚˇ很ㄏㄣˇ簡ㄐㄧㄢˇ單ㄉㄢ，只ㄓˇ要ㄧㄠˋ用ㄩㄥˋ馬ㄇㄚˇ齒ㄔˇ莧ㄒㄧㄢˋ＊、野ㄧㄝˇ韭ㄐㄧㄡˇ菜ㄘㄞˋ和ㄏㄜˊ薄ㄅㄛˋ荷ㄏㄜˊ的ㄉㄜ˙汁ㄓ液ㄧㄝˋ洗ㄒㄧˇ臉ㄌㄧㄢˇ擦ㄘㄚ手ㄕㄡˇ，就ㄐㄧㄡˋ能ㄋㄥˊ解ㄐㄧㄝˇ地ㄉㄧˋ灰ㄏㄨㄟ包ㄅㄠ的ㄉㄜ˙毒ㄉㄨˊ。」一ㄧˋ說ㄕㄨㄛ完ㄨㄢˊ，老ㄌㄠˇ爺ㄧㄝˊ爺ㄧㄝ˙就ㄐㄧㄡˋ轉ㄓㄨㄢˇ頭ㄊㄡˊ朝ㄔㄠˊ右ㄧㄡˋ邊ㄅㄧㄢ的ㄉㄜ˙房ㄈㄤˊ間ㄐㄧㄢ喊ㄏㄢˇ：「琴ㄑㄧㄣˊ女ㄋㄩˇ，妳ㄋㄧˇ出ㄔㄨ來ㄌㄞˊ一ㄧˊ下ㄒㄧㄚˋ！」

沒ㄇㄟˊ多ㄉㄨㄛ久ㄐㄧㄡˇ，從ㄘㄨㄥˊ右ㄧㄡˋ邊ㄅㄧㄢ房ㄈㄤˊ間ㄐㄧㄢ走ㄗㄡˇ出ㄔㄨ一ㄧˊ個ㄍㄜˋ滿ㄇㄢˇ臉ㄌㄧㄢˇ病ㄅㄧㄥˋ容ㄖㄨㄥˊ的ㄉㄜ˙小ㄒㄧㄠˇ姑ㄍㄨ娘ㄋㄧㄤˊ，她ㄊㄚ看ㄎㄢˋ了ㄌㄜ˙一ㄧˊ

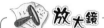

＊馬齒莧　俗稱豬母菜，生於路旁田間，味酸、性寒，清熱解毒，可治瘡傷腫毒、溼疹、帶狀疱疹等。

下李時珍的臉，就自動自發的去調配解地灰包毒的藥。

看他們祖孫倆對藥草這麼內行，又住在雨淋寨，李時珍靈光一現，問:「你們是不是專門採金釵的胡家祖孫?」

看到他們詫異的點點頭，李時珍驚喜的說:「老天爺真幫忙，讓我找到你們了!」

「你是特地來雨淋寨找我們的？為什麼?」老爺爺吃驚的問。

「聽說老人家您對許多藥草都很精通，尤其是金釵，因此特地來向您討教。」李時珍邊用琴女幫他準備的馬齒莧、野韭菜和薄荷的汁液洗臉擦手邊解釋說。沒多久果然解了地灰包的毒，得到這麼好的偏方，讓他好開心喔。

「你還真是有心人。不過說到討教，老漢可不敢當啊！何況現在夜已深了，你先歇息，咱們明天再一起切磋吧!」

　　第二天醒來，李時珍精神好多了，立刻自願幫琴女看診。

　　李時珍問診後，得知琴女右腹疼痛，又見她臉色黃得透亮，連兩個眼珠子也泛黃，再量了下她的脈搏後，才開口說：「琴姑娘脈浮而弱，是肝上有病，而且還病了相當長的時間，所以需靠藥物長期治療。」

　　老爺爺嘆口氣說：「我也約略看出琴女的肝出了毛病，但讓她服了好幾帖治療肝病的藥，還是沒有起色。」

　　「這樣呀——你試過拔契這味藥嗎？」李時珍問。

　　「拔契？」老爺爺想了一下，說：「沒聽過，應該就沒用過。」

　　「我想用拔契煎成藥湯給琴女治病，希望有用。」

　　「可是拔契這味藥要去哪裡找呢？」

　　「山下的藥鋪裡應該有賣。」

這時，他們聽到屋外有人在喊師父，立刻出來一探究竟。一看，才知是去房州採集黃連標本的龐憲。

一看到龐憲，李時珍拉著他開心的說：「你來得正好，剛好可以幫我到山下城裡的藥鋪買拔契。」

龐憲聽了有些為難，問：「師父，你急著要用拔契嗎？」

「當然，拔契是要用來治療琴女的病的一味藥。」

「原來如此。不過，因昨天那場大雨，所以我上山沒多久，就發生山洪暴發，山路都被阻斷了，根本下不去。」

「這樣呀……」

當眾人為接下來該怎麼辦而發愁時，琴女說：「反正一切都得等山路通，所以大家不如先休息一下，我去採饊饊葉，蒸些饊饊給大家吃。」

老爺爺立刻贊成說：「這主意不錯！」

李時珍對龐憲說：「你也跟琴女一起上山，彼此好有個照應。」

龐憲點點頭，立刻和琴女往山上出發。當他們來到蓮花峰，琴女一眼望見崖壁的馬蹄形青葉子，高興的說：「找到饃饃葉了！」

龐憲順著琴女手指的方向一看，也大聲叫了起來：「找到拔契了！」

「那是饃饃葉，不是拔契！」琴女說。

「那明明是拔契，怎麼會是饃饃葉呢？」

兩人誰也不服誰，因此將那植物採回問老爺爺和李時珍。

經老爺爺和李時珍討論後，才知拔契在女兒山，因蒸饃饃時常用它墊蒸籠，所以被稱為饃饃葉。

李時珍立刻拿起筆，在採藥

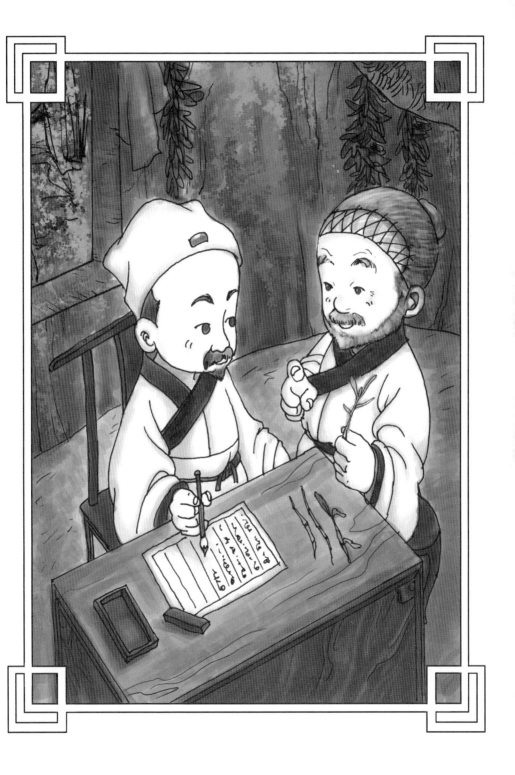

簿上寫著:「拔契，土名叫饃饃葉……」

琴女看了，說:「大叔的學問真好，各種藥草的形狀、作用、學名、土名都知道。我想跟大叔學採藥，不知道大叔肯不肯收我為徒?」

「我當然樂意收妳為徒，不過也要妳爺爺答應才行啊!」

老爺爺開心的說:「我求之不得，怎麼可能反對?」

因此，琴女就拜李時珍為師。

吃了幾天的拔契後，琴女的氣色好多了，開始向李時珍學習行醫採藥，常在女兒山上進進出出，實地學習。

琴女知道李時珍來找他們祖孫倆，是為了觀察金釵好寫書，便下定決心要採金釵之王「耳環釵」送給李時珍，好報答他的恩情。

「耳環釵」所在的鳳凰岩，地形險惡，素有採釵人喪生岩之稱。不過，在歷經驚險，費了許多心力後，琴女終於完成心願，採得「耳環釵」。

在實際觀察、探究，和胡老爺爺的指點下，李時珍終於對金釵的生長環境、形狀、性能和作用瞭若指掌。

他立刻高興的拿出採藥簿，詳細寫著：「石斛的莖，形狀像金釵，所以自古以來有金釵之稱。生長在山谷岩石上，七、八月可採莖，要陰乾，顏色如金、形狀像耳環和蚱蜢的，品質為最好。主要治療痺下氣，補五臟虛勞、羸瘦，強陰補精，常常服用可以顧胃……」

17 千人吃藥
一人還錢

　　有天下午，李時珍師徒三人從山上採完藥下山時，在山腳下聽見有戶人家傳出淒厲的痛哭聲，便向其鄰居打聽那戶人家出了什麼事，看能不能幫上忙。

　　一位街坊的老大叔嘆口氣說：「劉大嬸也真可憐，丈夫死得早，只留下一個兒子劉大牛。好不容易把兒子養大，卻在今天上山砍柴時，遭到一群虎頭蜂攻擊，被螫了十多口，現在毒性發作，命都快沒了。」

　　「為什麼只顧著哭，而不趕緊請大夫來醫治呢？」琴女疑惑的問。

　　「請不動呀！」

　　「為什麼？」

　　「大夫獅子大開口，要二十兩銀子才肯救。」

「什麼！才解個蜂毒就要二十兩，搶劫呀？」龐憲氣憤的說。

「就是說嘛，我們這些賣柴、賣菜維生的窮人家，哪有那麼多銀子呀！幾個街坊鄰居幫忙湊，也湊不到十兩銀子，可是大夫說，少半文錢也不給救。」

「那你們就找別的大夫呀！」龐憲說。

「我們也想啊！問題是這附近沒有啊！如果這裡有其他大夫在，那個邱大夫也不會那麼跋扈。」

琴女住在這一帶，十分瞭解大叔說的是實話，便小聲問李時珍說：「師父，您有法子醫治蜂毒嗎？」

李時珍臉色沉重的說：「有，不過藥沒帶來，而這附近山上也沒見過那種藥。」

看來，除了去求那個勢利眼的邱大夫外，沒有其他法子了。

但是，他們師徒三人和街坊鄰居的錢湊起來，卻只有十九兩，怎麼辦？

李時珍想了一下，將心比心說：「醫者父母心，咱們一起去跟邱大夫求情，他應該會通融吧！」

他們便一起幫劉大嬸，將昏迷不醒的劉大牛送到邱大夫家。

沒想到，邱大夫看求診費少了一兩銀子，立刻絕情說：「要我看病，差半文錢都不行！就算是天王老子來求情也沒用。」

劉大嬸聽到邱大夫的話，剛升起的希望又破滅，「哇」的一聲哭了出來。

李時珍雖然沒有救命之藥，卻有救急之方：「劉大嬸，妳先別哭，趕緊給大牛灌半碗芝麻油，防止他毒氣攻心。」

「喔？好……」劉大嬸雖然不知道這個法子有沒有效，但卻是此刻唯一能做的，因此立刻去

張羅。

「龐憲跟琴女，你們倆立刻去採七葉一枝花*，然後將它捶碎塗抹在傷處，好降低毒氣的蔓延速度。」

「是。」龐憲跟琴女立刻領命去辦，不一會兒就將藥草帶回來。

李時珍十分明瞭這些措施只能救急不能救命，因此跟邱大夫求情說:「醫者父母心……」

「沒錢就免談!」邱大夫無情的說。

本來，他看到李時珍似乎有醫治蜂毒的辦法時，還暗自緊張這椿「生意」就這麼沒了，但現在見李時珍還要來求他，便又跩了起來。

放大鏡
*七葉一枝花　又稱車河草，生於山谷林下涼爽陰溼處，藥用根，全年可採。味苦，性微寒，有小毒。可清熱解毒，消腫散瘀。主治毒蛇、毒蟲咬傷等。

　　這時，有個老婆婆帶著媳婦和小孫子來求診，得知劉大牛的救命錢還缺一兩銀子，立刻慷慨解囊，從荷包裡拿出一兩碎銀，說：「劉大嬸，這一兩銀子妳先拿去救急吧！」

　　劉大嬸感激的說：「你們真是救苦救難的活菩薩，等我兒子蜂毒解了，一定作牛作馬，報答你們的大恩大德。」

　　「妳兒子是被蜂螫？」見劉大嬸點頭，老婆婆笑著說：「那妳不用花銀子了，治療蜂毒我有妙方。」

　　眾人驚奇的問：「妳有什麼妙方？」

　　「只要用母乳抹在蜂螫的地方就可以解毒了，這可是我家的祖傳祕方喔！」*

放大鏡

　　*母乳治療蜂毒，是一種民間傳說的治療方法，沒有科學根據，所以不要輕易嘗試。

「真的？可是去哪兒要母乳呢？」

「遠在天邊，近在眼前。」老婆婆笑嘻嘻的望著自家媳婦說。

大家看到老婆婆的媳婦懷裡抱著幾個月大的小嬰兒，立刻心領神會。

用母乳擦拭後，劉大牛的氣色逐漸好轉，人也清醒過來，大家都鬆了一口氣，劉大嬸更是感激得五體投地，頻頻叩謝。

「快請起！快請起！只是舉手之勞而已，沒什麼啦！」能救人一命，她們婆媳倆也很開心。

可是，當她們請邱大夫幫她們的小寶貝看診時，邱大夫竟然冷嘲熱諷說：「妳們的祖傳祕方不是很神嗎？就用它來救就好了啊！」

邱大夫的話令大家都愣住了，那對婆媳更是急得眼淚啪啦啪啦掉。李時珍見邱大夫鐵石心

137

腸，不理會天下父母心，非常生氣，立刻走過來幫小嬰兒看診。經過一番推拿，沒多久，那嬰兒便退燒止吐，安安穩穩的在娘親的懷裡睡著了。

那對婆媳見到這個情景，喜極而泣，高興得連連磕頭致謝，感激的說：「恩人，謝謝你治好我們家寶貝的病！謝謝你！」

李時珍連忙扶起她們說：「我才要謝謝妳們教我治療蜂毒的祕方呢！」

那對婆媳連連搖頭，不敢居功，並懇切的說：「對了，還沒請教恩人的姓名呢！」

「我是李時珍，從蘄州來的，妳們也別再稱我恩人了，大家有緣相識，就是朋友了……」

「你是那個太醫院院判李時珍?」邱大夫大吃一驚問。

見李時珍點頭，邱大夫立刻誇張自責說：「難得李神醫大駕光

臨，我竟然沒有認出來，真是有眼不識泰山啊！我立刻擺宴謝罪！我立刻擺宴謝罪！」

「不用了！」李時珍斷然拒絕說。

眾人都看不起邱大夫前倨後恭的態度，因此紛紛告別離去，李時珍師徒三人也不例外。

看到李時珍要走，邱大夫立刻拉住他，繼續厚著臉皮諂媚說：「李神醫，我一向最崇拜你了，你一定要留下來，讓我盡點地主之誼呀！」

「邱大夫的盛情，我李時珍消受不起，就此別過！」

「李神醫請留步！請留步啊！」見李時珍繼續往外走，邱大夫才說出實話：「李神醫，我有事要請你幫忙啊！」

聽到有事需要他幫忙，基於醫者本能的李時珍才停下腳步。

邱大夫連忙上前鞠躬哈腰

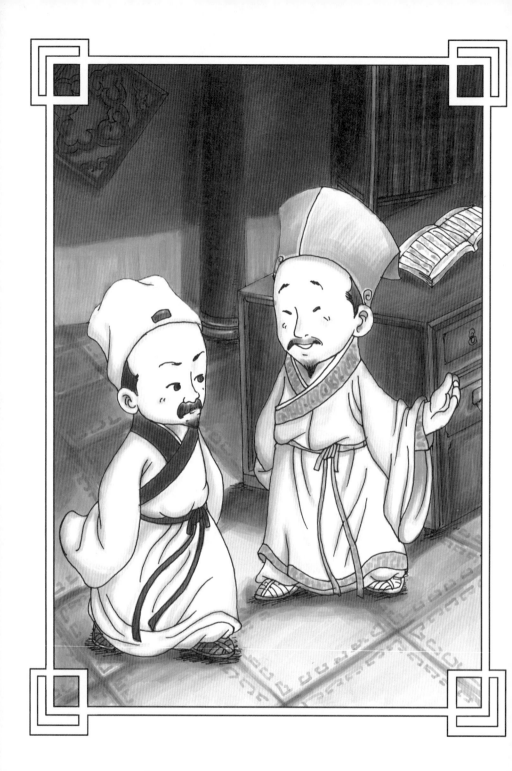

說：「我女兒因臉上長了一個惡瘡，整天自卑自憐，不敢出門見人。奈何我醫術不精，使出渾身解數也治不好，所以想請神醫你幫忙啊！」

李時珍聽了愣了一下，因為他沒想到趾高氣昂的邱大夫，為了醫治他女兒的惡瘡，低聲下氣的來求他。可是，想到他剛剛唯利是圖、罔顧他人性命的惡行惡狀，忍不住氣憤的斥責他說：「同是天下父母心，你女兒只是臉上生個惡瘡，你就急得不得了，那剛剛那對婆媳和劉大嬸所面對的，是孩子的生死存亡，心裡有多麼著急，你可知道啊？」

邱大夫被李時珍罵得面紅耳赤，但怕李時珍因他的錯而不肯醫治他女兒，立刻痛哭流涕懺悔的說：「我知道錯了，我一定改！還請神醫不要遷怒而不醫治我女兒！」

　　李時珍當然不會遷怒，可是就這麼放過邱大夫，他又氣憤難平，正猶豫不決時，琴女在他耳邊低聲建議，李時珍聽了頻頻點頭，然後開口說：「邱大夫，如果你能答應我一個條件，我就醫治你女兒的病。」

　　「只要能醫好我女兒的病，就是一百個條件我也答應你。」

　　「只要一個就好了，就是你今後看病，『千人吃藥，一人還錢』。」

　　「這是什麼意思？」邱大夫有些傻眼的問。

　　「窮苦人家吃藥，大都是為了醫病救命，是沒法子的事，所以要少收錢或是不收錢；而有錢人吃藥，大都是進補強身的『太平藥』，因此多收錢就無所謂了。這就是『千人吃藥，一人還錢』的意思了。」

　　「這……」要愛錢的邱大夫

不收錢，簡直比要他命還痛苦。

「你不肯答應就算了。」

見李時珍轉身要走，邱大夫立刻說：「好啦！好啦！我答應啦！」

邱大夫雖然愛錢，卻更疼愛他的女兒，因此便答應了。

在李時珍高明的醫治下，邱大夫女兒的惡瘡不到五天的時間就醫治好了，邱大夫也信守他的承諾，因此，「千人吃藥，一人還錢」的規矩，也從那時候開始在女兒山一帶流傳開來。

18 偷摘「仙果」

　　這天，李時珍師徒三人上山採藥。一路上，李時珍都眉頭深鎖，若有所思的樣子。龐憲見了關心的問：「師父，你在為什麼事操心？」

　　「我擔心我們離開了，萬一邱大夫反悔了，不肯『千人吃藥，一人還錢』，那麼受苦的還是那些窮苦人家。」

　　「那也是我們無能為力的事啊！只能希望邱大夫的良心沒被狗吃了，繼續信守他的承諾。」

　　「另外，我也覺得這附近只有一個大夫也太少了。」

　　「我也這麼覺得。如果這附近能多個大夫，人們多個選擇，那邱大夫就不敢那麼跩了。」龐憲心有戚戚焉的說。

　　「可是，能上哪兒再找個大

夫來這兒定居呢?」琴女問。

望著琴女,李時珍突然靈機一動:「就妳吧!」

「我?我不行啦!我又不會幫人看病。」

「妳不是幫我治了地灰包之毒嗎?」

「那跟當大夫不一樣啦!」

「大夫做的只是『對症下藥』,就是跟妳做的一樣。妳對藥草的常識十分豐富,欠缺的只是對病症的判斷,而這只要多加訓練就可以做到。等妳能掛牌行醫時,還可以帶頭做到『千人吃藥,一人還錢』,那麼就不怕日後邱大夫反悔了。」

琴女有些心動,卻又擔心自己能力不足:「師父,你真的覺得我行嗎?」

「妳絕對行!」

有了李時珍的鼓舞,琴女的信心增加不少,因此下定決心

說：「師父，我一定會認真學習，當一個好大夫的。」

就這樣，李時珍留在女兒山教導琴女醫術兼採藥。

過了好幾個月，當琴女的醫術能獨當一面時，李時珍才揮別這個女徒弟，和龐憲一起啟程上武當山。

踏上武當山沒多久，李時珍就聽說在山上五龍宮後面的山坡，有神仙種了棵「仙樹」，樹上所結的「仙果」，吃了不但能治百病，還能延年益壽。

李時珍不以為然的說：「世上有這麼神奇的東西？那我真該去瞧瞧，研究研究它到底『仙』在哪裡。」

一聽到李時珍想去摘仙果，當地居民立刻好心的勸他打消念頭：「你可千萬不能去啊！被抓到可是要被殺頭的。」

「為什麼？」

「因為皇帝早已頒發聖旨，說仙果只能由皇家來採，誰要是去偷摘，就要抓去官府殺頭治罪。皇帝還下旨要五龍宮的道士們，嚴加看守保護，所以一般人別說摘仙果囉，根本是連靠近都沒法子靠近了。」

「喔？有這樣的事？」可是李時珍的心裡卻十分不以為然，因為他覺得那所謂的「仙果樹」是天然生成的，又不是皇帝自己種的，為什麼平民百姓就不能摘呢？而且未經過實驗證明，又如何確定那「仙果」是否真的那麼神奇呢？

因此，他心裡暗下決定:「我一定要去摘幾顆仙果回來，看看那究竟是什麼東西。」

為了讓師父達成心願，龐憲想盡辦法接近五龍宮，後來在當地熱心人的協助與指點下，終於得以在五龍宮後的山坡上，望見

那棵傳說中的「仙果樹」。可惜那些道士們看守得十分嚴密，不然他就摘顆仙果回去孝敬師父。不過，他仍將這好消息帶回去與師父分享。

李時珍聽了雀躍的說:「你找到仙果樹了！真是太好了！既然找到仙果樹了，就不怕摘不到仙果了！」

師徒倆商定好摘仙果的方法後，便往五龍宮出發。

一接近五龍宮，怕被道士們發現，他們彎著身子快步穿越樹林，在草叢間匐匐前進，最後藏身在仙果樹附近的一塊大岩石後面。

龐憲指著一棵枝椏繁盛、葉子呈橢圓形、丈餘高的大樹，小聲說:「師父，那棵就是仙果樹。」

李時珍借助夕陽的反光，把那棵仙果樹看得一清二楚，只是長在石崖上的仙果樹，看起來還

真像普通的榆榔樹＊。

仔細凝望了老半天後，李時珍小聲對龐憲說：「那仙果體形小，這麼遠難以看清楚。我們去摘幾顆仙果回去研究。」

「好。」對於師父的提議，龐憲非常贊成。

利用暮色的掩護，他們師徒倆彎腰悄步的往仙果樹走去。一到樹下，身強力壯的龐憲立刻身手俐落的爬上樹，李時珍則是緊張的四處張望警戒。

才一眨眼的工夫，龐憲就爬下樹來，將所摘的五、六顆仙果呈給李時珍看，高興的說：「師父，仙果摘到了！」

「真是太好了！咱們趕緊下山吧！」

沒想到他們的行蹤還是曝露

放大鏡

＊榆榔樹　榆樹的一種，屬落葉喬木，樹皮薄而青，具有黏性。所結的果實，能生津止渴。

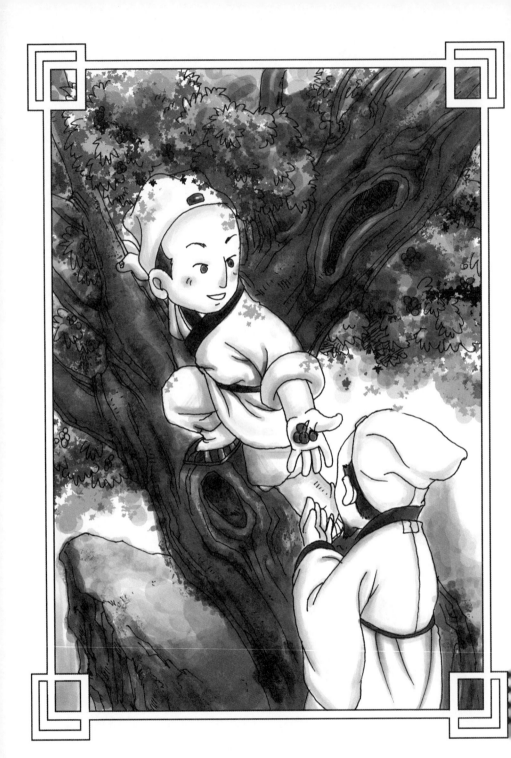

了，被幾個道士給圍住。

「你們倆好大的膽子，竟然敢私自闖進皇家禁地，還偷拔仙果，真是活得不耐煩了。」

李時珍解釋說：「我們絕不是有意私闖皇家禁地，只是想研究仙果有何神效之處，還請你們能行個方便。」

「想得美！要我們給方便，也不看看自己是什麼東西。」

另一個道士插嘴說：「別跟他們囉唆了，直接把他們抓去大卸八塊就好了。」

看道士們一擁而上，龐憲立刻以自己的身體護著師父步步後退，還順手折了一根粗樹枝當武器，舞得呼呼風響，幾個道士都被他這種拚命的架勢給嚇住了。不過有個道士看出破綻說：「他只是虛張聲勢，大家不用怕。上！」

當情況危急時，忽然聽到不遠處傳來老虎的咆哮聲，道士們

聽了臉色發白，驚慌的說：「老虎來了！大家快跑啊！」

不一會兒功夫，道士們就全跑光了，留下李時珍師徒面面相覷。

龐憲一回過神，說：「師父，我們也快逃命吧！」然後就拉著李時珍的手往道士消失的方向跑去。

他們跑沒幾步就被身後的人叫住：「喂，往這邊才對啦！」

他們猛然停住腳步，回身一看，看到一個獵人。雖然情況緊急，他們仍然好心的對他說：「那邊有老虎，你快跟我們往這邊逃吧！」

沒想到那獵人聽了，立刻咧開嘴巴大叫，但發出的不是人聲，而是虎嘯聲。李時珍和龐憲先是一愣，繼而恍然明白，無限感激的說：「謝謝你幫我們解危！」

「沒什麼！此地不宜久留，

咱們快走吧！」

　　李時珍師徒便跟獵人往另一個方向下山。脫困後，李時珍和龐憲再三致謝，才向獵人道別。

　　回到客棧後，李時珍把「仙果」拿出來仔細察看一番後，感嘆說：「所謂的『仙果樹』，果然不過是棵榆榔樹，所結的果實，除了能生津止渴，根本就沒有什麼特別神奇之處。一切的神奇傳言，只不過是穿鑿附會罷了，沒想到，連日理萬機的皇上也被騙了。唉！」

　　李時珍師徒這次離家採藥尋方，從江南到武當山已經一年了，眼看年關將近，藥材也蒐集得差不多了，便收拾行李回蘄州。

19 《本草綱目》完成了

多年來跋山涉水，四處採藥尋方，為的就是蒐集修訂《本草》的資料，如今資料蒐集得差不多了，李時珍一回到蘄州，當然立刻將全部心力，投入修訂《本草》的工作。

修訂《本草》是件鉅大的工程，光憑李時珍一人當然無法完成，於是李家除了遠在四川當知縣的李建中外，全家上上下下都動員了起來，繪圖的繪圖，整理資料的整理資料，製作標本的製作標本……，而和李時珍一起東奔西走、四處尋方採藥的龐憲，更是他最得力的助手。

有一天，龐憲正要將李時珍寫好的文稿放進櫃子，卻發現已經沒有地方放了。

「師父，櫃子滿了，這些文

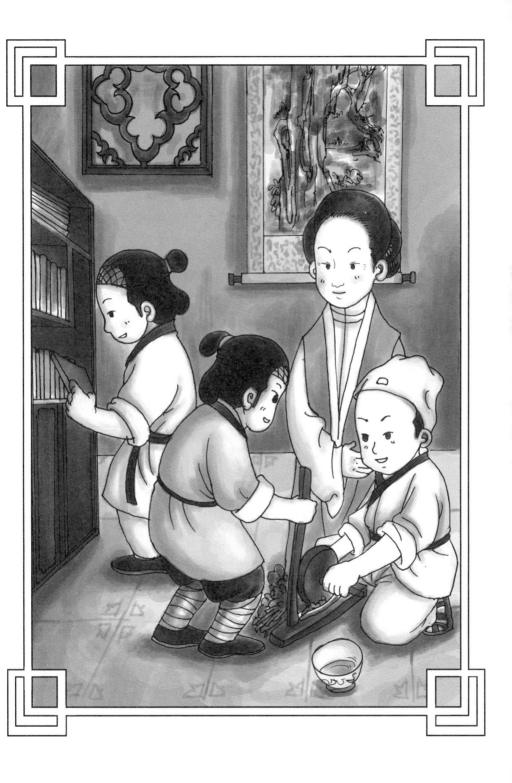

稿要放到哪兒去？」

「櫃子滿了？怎麼可能？」

「師父，這半年來，你一直埋頭苦寫，已經寫了幾十萬字了，櫃子當然擺不下。」

「那放在桌上好了。」

「師父，放在桌上的話，很容易和未修訂的資料混在一起。」

「嗯……」李時珍環視著整間書房，發現房裡早已擺滿了藥草標本、藥草圖稿、參考書籍、未修訂文稿和正在修訂的文稿，根本挪不出空位來擺其他東西，現在──該怎麼處理呢？

李時珍正傷腦筋之際，妻子吳氏帶著孫子、孫女們走進來，說：「來！大家將爺爺櫃子裡的寶貝文稿，小心謹慎的搬到東廂房放好喔！」

「好！」眾孫兒們就在李樹初的帶領下開始工作了。

「等一下！東廂房的空間比

這兒小，裡面還擺了床和梳妝臺，哪擺得下這些東西?」李時珍疑惑的問。

「這你就甭操心了，我早已叫兒子們將東邊那三間廂房打通，空間絕對比這兒大兩倍以上。而媳婦們也將裡面都清掃乾淨，我們還釘製了許多書櫃，就算你的文稿要寫到一百多萬字，也絕對擺得下。」

李時珍聽了既感動又放心，說:「謝謝妳！妳真是設想周到。」

吳氏只是笑笑，便指揮孫兒們繼續工作。

雖然有這麼多人協助幫忙，但許多事情還是得靠李時珍自己來，所以李時珍常常一忙起來，就因過於投入工作而忘了吃飯睡覺。時間一久，人也消瘦許多。他的妻子吳氏把這些看在眼裡，疼在心裡，因此，除了盡力幫他的忙外，還盡量盯他該吃飯時吃

飯，該休息時休息。

到了第二年，李時珍修訂《本草》的草稿終於完成了。

龐憲望著那一櫃櫃堆積如山的文稿，熱切的問：「師父，書名您想好了嗎？」

「想好了，就叫《本草綱目》。」

「《本草綱目》？這書名好耶！」

這時，李建方跑進來說：「爹，大哥回來了！」

一聽到大兒子回來了，李時珍立刻興奮的衝出家門。看到久未見面的大兒子，他激動的說：「建中，你回來了！」

「爹，我回來了！我還帶了許多禮物回來送您呢！」

李時珍看到李建中身後一箱箱疊得比人高的行李，問：「你哪來這麼多的東西？」

「四川、雲南的鄉親們送給

我的離別贈禮。」

李時珍當場變臉，生氣的說：「你當官十多年，一向清廉愛民，何必在辭官回鄉時，拿人東西，壞了一世修為呢？」

「爹，我雖在外地十多年，絕對謹記爹的教誨，不貪得不義之財，要不是知道爹會喜歡這些東西，我是絕對不會接受的。」

「喔？」

「您看！」

李建中打開一箱箱的木箱，李時珍一看到裡面是一批批道地的四川、雲南藥草標本與資料，開心得合不攏嘴。

原來，李建中雖然在外地為官，心中卻牽掛著父親修訂《本草》之事，因此，當他升任永昌通判時，三次上書朝廷，要求辭職回家侍奉父母以盡孝。

兩年後終於獲得朝廷批准的他，想到父親曾來信要他蒐集四

　　川、雲南的藥草，幾年下來他雖然蒐集了一些，但畢竟憑一己之力太薄弱了，所以累積下來的藥草標本和資料並不豐富，因此才開口請四川、雲南的鄉親幫忙。四川、雲南的鄉親感念他這些年的恩德，立刻送來一批批藥草，他才不辱父命。

　　「這真是我收過最好的禮物啊！我要結合你帶回的這些藥草標本，再一次修訂《本草綱目》。」李時珍欣喜不已的說。

　　「《本草綱目》？」李建中疑惑的問。

　　「師父已經決定將他修訂《本草》所編寫的文字稿，命名為《本草綱目》。」

　　全家人聽了紛紛點頭稱好，覺得這個書名不錯。而千里還鄉的李建中，主要的目的就是回來幫父親的忙，因此立刻主動說：「爹，《本草綱目》最後的校對

工作就由我來做吧！」

李時珍的其他兒子聽到李建中的話，笑著說：「大哥，這麼重要的工作當然要由你來完成，我們絕對不會跟你搶。」

在全家人通力合作下，六十一歲的李時珍終於寫出一百九十多萬字，收載藥物一千八百九十二種，附圖一千多幅，分作五十二卷的《本草綱目》＊。

放大鏡 ＊《本草綱目》成書於 1578 年（明萬曆六年），全書共五十二卷，一百九十多萬字，收載藥物一千八百九十二種，其中三百七十四種為歷代本草所不曾記載過的。李時珍廢除了古老的上、中、下三品分類法，首創科學分類法，全書將所收集的藥物分為水、火、土、金石、草、穀、菜、果、木、服器、蟲（昆蟲）、鱗（魚類）、介（兩棲動物）、禽（鳥類）、獸（哺乳類）、人等十六部門；每部再分類，由微至巨，由賤至貴，共分六十類，對所載藥物一一做了詳細介紹。對每味藥物，都盡可能的描述了性味、主治、用藥法則、產地、形態、採集、炮製、方劑等，全書還附各類方劑一萬一千多則。

20 遺愛人間

　　終於完成畢生心願，李時珍雖然開心，卻不自滿，因為他還有另一個更大的心願要完成，那就是使《本草綱目》廣為流傳。

　　全家人聽了他的心願，都深表贊成；可是，想到實行的困難度，不禁面有難色。

　　他的妻子吳氏首先開口說：「要使《本草綱目》廣為流傳，至少要有成千上萬部的《本草綱目》才行。可是，你這部書字數那麼多，一百九十多萬字抄寫一遍，至少得花一年以上的時間，而要寫完成千上萬部，至少要花上千上萬年的時間。但是，將我們全家人有生之年合起來，連上千年也達不到呀！沒有了書，又如何流傳推廣呢？」

　　李時珍想了一下回答說：「既

然沒法子靠手抄本來推廣，那就靠印刷本吧！」

掌理家裡經濟多年的吳氏務實的說：「刻印我們自己做不來，必須要聘用有刻印專長的工人。而要刻一百九十多萬字，聘用的刻印工人人數必定不少，所用的時間也不短，所花費的費用更是龐大，這都不是我們家負擔得起的啊！」

「難道就讓《本草綱目》這樣束之高閣嗎？如果是這樣的話，當初我們何需花費這麼多時間，歷經千辛萬苦，傾全家之力來完成呢？」李時珍激動的說。

「我不是這個意思啦……」吳氏辯解說。

一直在旁沉默不語的李建中，忽然興奮的說：「爹，娘，我想到法子了！」

「你有什麼法子？」眾人滿懷期待的望著李建中問。

「我們可以請在朝為官的朋友幫我們上書朝廷，由朝廷來刻印啊！」

眾人一聽立刻贊成說:「這的確是個好法子啊！」

於是李時珍父子立刻著手進行，寫信請在朝為官的朋友幫忙。

朋友們雖然曾幫忙上書，可惜兩次上書朝廷都沒有回音。

在這段等候的時間裡，李時珍雖然把握時間，將《本草綱目》修得更完善，卻也為《本草綱目》無法流傳而心急。龐憲見了提議說:「師父，既然朝廷遲遲沒有回音，我們不如想別的方法。」

「還能有什麼方法？」

「嗯……有了，我們改找民間的『刻印社』幫忙。」

李時珍聽了兩眼發亮，說：「好，就這麼辦！」

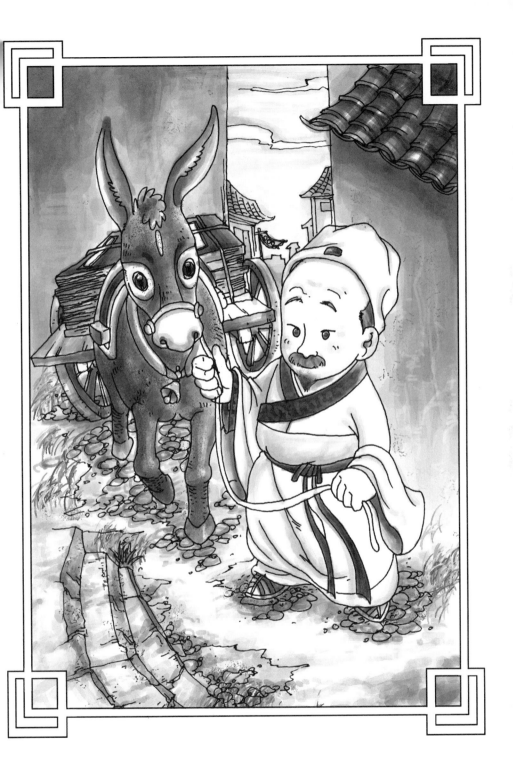

　　於是白髮蒼蒼的李時珍和兒子、徒弟拉著驢車，帶著稿子，到黃州、武昌、金陵等地，尋找「刻印社」幫他出版。可是，書商們不是財力不夠，無法接下這項「工程浩大」的工作，就是怕書出版後不能暢銷而虧大本，因此都拒絕了李時珍的請求。雖然處處碰壁，但李時珍並不灰心喪志，治學嚴謹的他，反而利用這段時間繼續認真修改《本草綱目》。

　　就這樣，經過十多年，作過三次大修改的《本草綱目》，比起初稿的內容更充實、更完備。

　　可是，已經七十三歲的李時珍，眼看著自己年紀越來越大，身體越來越虛弱，而辛苦數十年的心血結晶卻仍無法問世，不由得心急如焚；再加上長年的奔波勞累，使得老毛病骨蒸癆復發，一向堅強的他因此病倒了。

　　李時珍一病倒，龐憲和李時珍的家人更加心急，為了能讓李時珍的願望盡快實現，他們常在一起共商良策。

　　有一天，龐憲突然靈機一動說：「現在在文壇上很有名的王世貞不是師父的好友嗎？如果請他幫師父的《本草綱目》寫序，出版商可能會因此而願意出錢刻印。」

　　眾人聽了覺得這法子不錯，可以試試，便立刻寫信派人送去給王世貞，請他幫《本草綱目》寫序。另外，他們還想到王世貞的弟弟王世懋在朝為官，如果請他出面去跟出版商洽談，說不定會有好結果，因此也一併寫信給他。

　　沒多久，他們就接到王世貞為《本草綱目》所寫的序了，眾人的士氣為之振奮不少。又過了一陣子，他們終於收到王世懋的

回信了。

　　看完信，他們欣喜若狂的直奔李時珍的房間，一路嚷著說：「爹，好消息！好消息！」

　　「什麼好消息啊？」躺在病床上的李時珍半支起身子問。

　　「王世伯幫我們在金陵找到肯出版《本草綱目》的書商了。王世伯的信上還說，金陵的書商胡承龍看到《本草綱目》這部書後，認為是部了不起的著作，所以願意出錢刻印。」

　　「真的？」李時珍立刻將信接過去看，看完之後，喜極而泣，說：「我花費大半輩子心血完成的《本草綱目》，終於可以刻印成書了。」

　　家人聽了，也心有同感的陪著他一起流下欣喜的淚水。

　　躺在病床上，李時珍早也盼晚也盼，期望《本草綱目》能早日出版。可是，《本草綱目》的

印製是件龐大的工程，須費時好多年，因此，書還沒印好，七十六歲的他便帶著遺憾，離開了人間。

但在臨終前，李時珍還惦著《本草綱目》，因此叮嚀兒孫們說：「《本草綱目》是我大半輩子的心血，也是學醫的人救人治病的重要參考書籍，書印好後，你們要設法把書轉呈朝廷，藉朝廷之力推廣到全國，好解救更多人的病痛……」

三年後，《本草綱目》終於在金陵出版了。李時珍的兒孫們運回書後，在李時珍的墳前火化一套刻印成的《本草綱目》，以告慰他在天之靈；並在王世懋的協助下，將《本草綱目》轉呈朝廷，完成李時珍的遺願＊。

刻印而成的《本草綱目》受到全國的熱烈喜愛，人們紛紛翻刻、抄寫，後來這部偉大的著作

還被翻譯成日、法、俄、德、英
等多種文字，流傳到世界各地，
西方人稱讚它是「東方醫學巨
著」。而編寫《本草綱目》的
李時珍，其熱心助人、懸壺濟世
的形象，也永遠留在世人的心
中。

放大鏡

＊《本草綱目》是在萬曆二十四年轉呈禮部，禮
部收下書後，皇上批示一段文字：「神宗萬曆二十四年十一月，湖廣
蘄州生員李建元奏進《本草綱目》五十八套，章下禮部，書留覽，
欽此。」而這離李時珍過世已三年。當時的西方傳教士曾將初刻「金
陵本」帶回歐洲，目前世界上現存的「金陵本」共有七部，中國只
保存二部。

＊《本草綱目》完稿後十二年，由金陵的胡承龍同意出錢刻印，這
是最初的「金陵版」（南京版），十年後才有「江西版」問世，再隔
三十五年才有「武林版」（杭州版）問世。而從 1596 年金陵書商胡
承龍刻印刊行以來，至今已經有六十多種版本，在國外也被譯成日、
英、法、德、韓、拉丁等多種文字出版。在大英博物館、法國巴黎
國民圖書館和自然史博物館、德國柏林舊普魯士國立圖書館都有收
藏。

＊《明史》、《白茅堂集》都撰有李時珍的傳記。清光緒年間，在李
時珍的墓地豎碑紀念。

中華人民共和國成立後，當地政府在李時珍當年的診所，建立了
「李時珍紀念館」。1956 年，郭沫若為紀念館題詞：「醫中之聖，集
中國藥學之大成……」

英國科技史家李約瑟稱李時珍為「中國博物學中的無冕之王」。

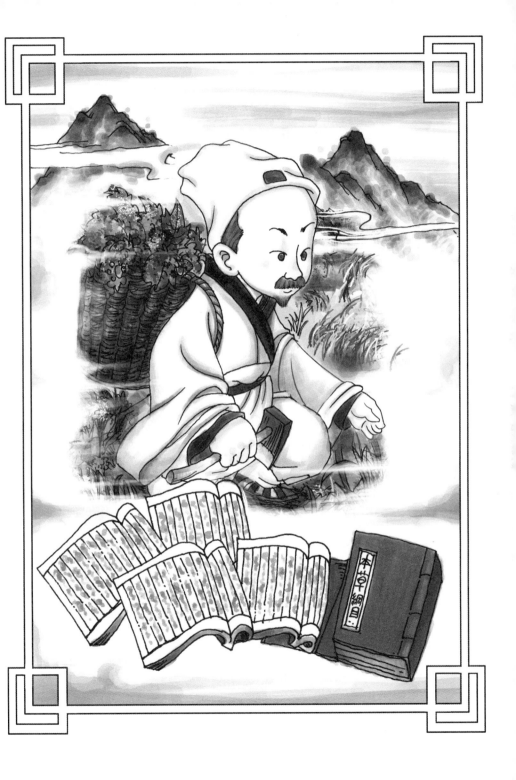

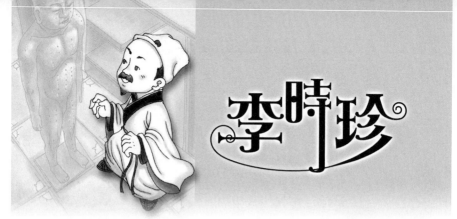

李時珍

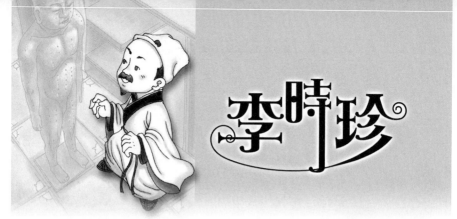

小檔案

1518 年	出生在湖北蘄春縣蘄州鎮的瓦硝壩。
1527 年	幼年多病,為父治癒,從此受其父行醫薰陶。
1531 年	上黃州府應試,中秀才。
1534 年	上武昌省城應試,落第。
1537 年	抱病再上武昌應試,落第,患骨蒸癆。
1540 年	再上武昌應試,落第,決心致力於醫術。
1541 年	開始行醫。
1545 年	家鄉水災,瘟疫流行,與其父行醫濟世。
1552 年	救楚王兒子,入親王府良醫所當「奉祠正」。
1557 年	被選為北京太醫院的「院判」。
1558 年	託病辭官,擬定《本草綱目》撰寫計劃。

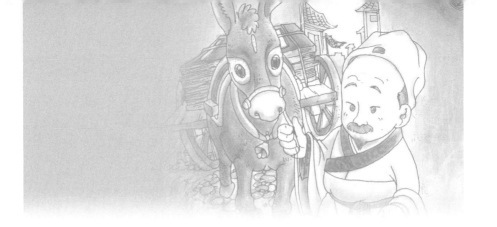

1559 年	建蓖所館，號瀕湖山人，從此遊歷山川，採驗草藥。
1578 年	完成《本草綱目》全書。
1580 年	請大文豪王世貞為《本草綱目》寫序文。
1590 年	金陵出版商胡承龍願斥資刊印。骨蒸癆舊疾復發。
1593 年	逝世。
1596 年	《本草綱目》初版「金陵本」刊行。
1603 年	《本草綱目》「江西本」刊行。
1640 年	《本草綱目》「武林本」刊行。

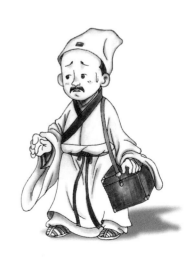

國家圖書館出版品預行編目資料

本草藥王：李時珍 / 陳佩萱著;左智杰繪.－－初版四
刷.－－臺北市：三民，2011
　　面；　　公分.－－(兒童文學叢書 / 世紀人物100)

ISBN 978－957－14－4404－8　(平裝)

　1.(明)李時珍－傳記－通俗作品

413.099　　　　　　　　　　　　　　　94023876

©　本草藥王：李時珍

著 作 人	陳佩萱
主 　 編	簡 宛
繪 　 者	左智杰
發 行 人	劉振強
著作財產權人	三民書局股份有限公司
發 行 所	三民書局股份有限公司
	地址　臺北市復興北路386號
	電話　(02)25006600
	郵撥帳號　0009998－5
門 市 部	(復北店)臺北市復興北路386號
	(重南店)臺北市重慶南路一段61號
出版日期	初版一刷　2006年9月
	初版四刷　2011年1月修正
編 　 號	S 781250

行政院新聞局登記證局版臺業字第○二○○號

有著作權‧不准侵害

ISBN　978－957－14－4404－8　(平裝)

http://www.sanmin.com.tw　三民網路書店

※本書如有缺頁、破損或裝訂錯誤，請寄回本公司更換。